So wirkt
die neue Mistel-Therapie
bei Krebs

Dr. Günther Stoll

So wirkt die neue Mistel-Therapie bei Krebs

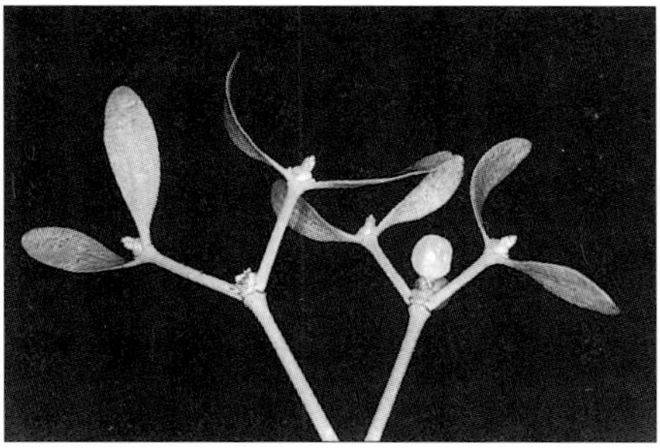

TRIAS

Die Deutsche Bibliothek – CIP-Einheitsaufnahme
Stoll, Günther:
So wirkt die neue Mistel-Therapie bei Krebs : neue Chancen durch natürliche Mistelpräparate ; wie Sie die Krebsbehandlung besser verkraften ; das Immunsystem stärken und Metastasen vorbeugen / Günther Stoll. - Stuttgart : TRIAS, 1999
ISBN 3-89373-529-1

Adresse des Autors:
Dr. Günther Stoll
Wiesenstr. 98
70794 Filderstadt

Leserservice

Wenn Sie Fragen oder Anregungen zu diesem Buch haben, schreiben Sie uns an:

TRIAS Verlag
Postfach 30 11 07
D-70451 Stuttgart

oder schicken Sie eine E-Mail an:

trias.lektorat
@thieme.de

Dieses Buch wurde in der neuen deutschen Rechtschreibung verfasst.
Gedruckt auf chlorfrei gebleichtem Papier

Konzeption und Projektleitung: Werner Waldmann
Redaktion: Dr. Christian Kaplan
Korrektur: Karl Beer, Andrew Leslie
DTP und Grafik: Karolina Stuhec-Meglic
Produktion: WZ Media, Stuttgart
Umschlaggestaltung: CYCLUS · Visuelle Kommunikation, Stuttgart
Druck: Gulde-Druck, Tübingen
Fotos: Cover vorne: Dr. Roland Spohr; Cover hinten: Tony Stone, München; Bayer (2), Bildarchiv Preussischer Kulturbesitz (S. 16, 20, 22); biosyn (13); WZ Media (8)
Grafiken: biosyn (S. 29, 44, 66, 69, 96, 97, 112); nach Büssing (S. 78); nach Heiny u. Albrecht (S. 73); nach Weis et al. (S. 46, 47)

Rüdigerstraße 14
D-70469 Stuttgart

ISBN 3-89373-529-1

Inhalt

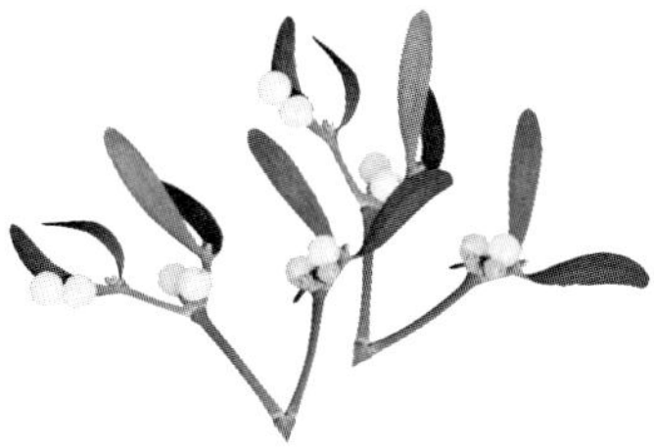

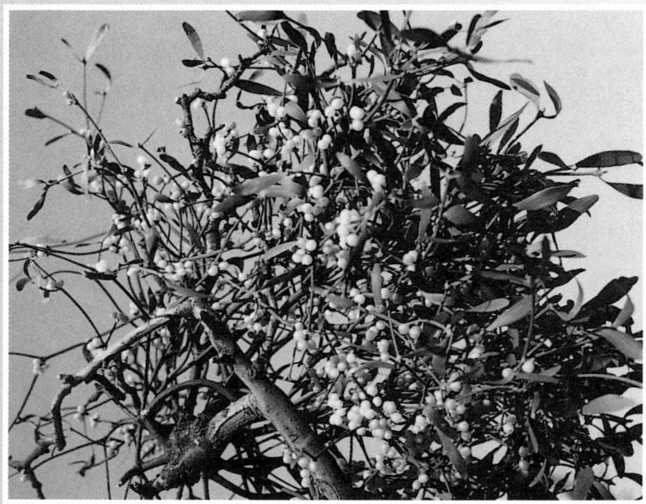

Umfragen und Studien beweisen es: Gut zwei Drittel aller Krebspatienten wünschen sich eine zusätzliche, das Immunsystem aufbauende Behandlung, und weitaus die meisten greifen dabei auf eine Misteltherapie zurück. Nun ist es bedauerlicherweise so, dass gerade um die Arzneipflanze Mistel ein dichtes Mythengestrüpp zu wuchern begonnen hat, der Befürworter betont ihre Allmacht, der Gegner verdammt sie in Bausch und Bogen.

Die Wahrheit liegt wie meist dazwischen. Ein Mistelpräparat kann für einen Krebspatienten enormen Nutzen bedeuten, wenn es korrekt und im richtigen Rahmen angewandt wird: eine Verbesserung der Lebensqualität, eine Aktivierung des Immunsystems und das Kompensieren von Nebenwirkungen. Wie bei jedem Arzneimittel sollte man sich dazu aber im Klaren sein, wo die Stärken und die Grenzen der Mistel liegen, dass ein Mistelpräparat nicht dem anderen gleicht und sicher nicht bei jedem daher unabhängig vom Präparat der gleiche Effekt erzielt werden kann.

Dieses Buch soll hier Grundlagen legen. Das erste Kapitel ist quasi ein kurzer Überblick, an den sich detailliertere Diskussionen anschließen: Was kann das Immunsystem überhaupt im Krebsgeschehen bewirken? Welche Stoffe der Mistel sind medizinisch besonders wichtig? Hier wird ausführlich das in den letzten Jahren häufig diskutierte Mistellektin besprochen. Anschließend werden die mit lektinstandardisierten Mistelpräparaten gemachten klinischen Erfahrungen diskutiert, die Anwendung einer solchen Therapie und ihre Eingliederung in ein umfassendes Therapiekonzept. Schließlich folgt noch eine Besprechung der Rolle von Peptiden und Proteinen in der Tumorbehandlung. Einige wenige, beispielhafte Adressen ermöglichen den Kontakt zu Selbsthilfegruppen, die eine weitere wichtige Informationsquelle darstellen.

Die Materie ist ungewöhnlich komplex und somit werden sicher Fragen offen bleiben. Wenn dieses Buch manchen Mythos beseitigt und ein wenig Klarheit schafft, wenn es keine übertriebenen Hoffnungen weckt, wenn es Wege weist, das eigene Wissen zu vertiefen und die richtigen Fragen zu stellen, dann hat es sicherlich seinen wichtigsten Zweck erfüllt.

Dr. Günther Stoll

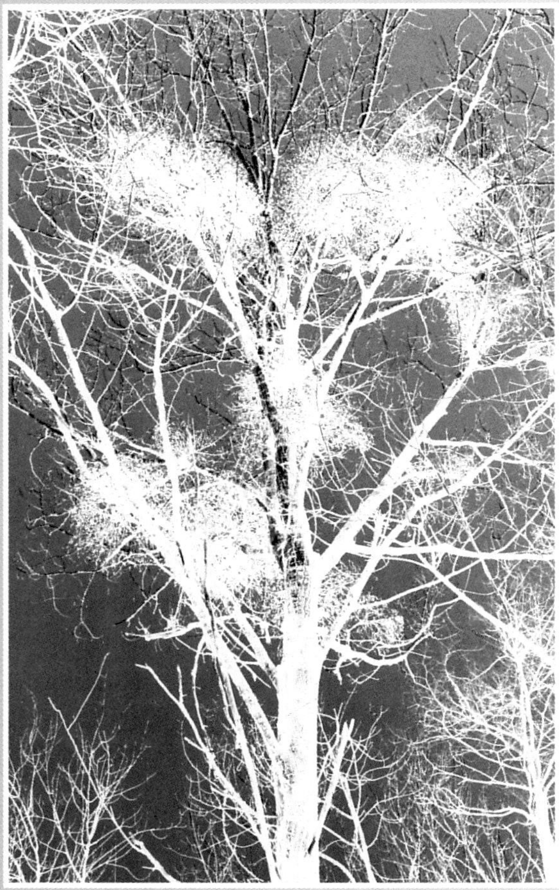

Kapitel 1

Die Mistel: vom Zauberkraut zur Arzneipflanze

Kaum eine Pflanze der heimischen Flora ist von so vielen Legenden umrankt und gleichzeitig botanisch und medizinisch so interessant wie die Mistel, ein Halbparasit auf vielen unserer Bäume.

Der Zorn der Götter war groß, das Ende der Welt und die Götterdämmerung standen unmittelbar bevor und schuld daran war ein harmloses Pflänzchen. Loki, der Schurke im germanischen Pantheon, war zu weit gegangen. Schon seit langem hatte ihm die Sonderstellung Baldurs Verdruss bereitet, der ein Sohn Odins war, des Göttervaters. Bei den Waffenspielen der kriegerischen Asen, der nordischen Götter, war ihm Unverletzlichkeit zugesichert worden, ja, allen Naturwesen war sogar der Eid abgenommen worden, dem schönen jugendlichen Gott nicht zu schaden.

Loki aber erfuhr, dass man ein unscheinbares Kraut vergessen hatte: Die Mistel war nicht in den Eid einbezogen worden, und so fertigte er einen Pfeil aus Mistelholz, den er unter die Geschosse des blinden Hödur schmuggelte. Als dieser, Lokis Anweisung folgend, seinen Bogen einsetzte, tötete er Baldur mit dem Mistelzweig.

Man mag sich Odins göttliche Wut ausmalen, als er den Tod seines Sohnes nicht unmittelbar rächen konnte, doch zunächst galt es, den Gefallenen zu bestatten. Bald aber kam es, durch den Frevel ausgelöst, zum Kampf aller Götter gegeneinander und zum Weltuntergang in der Götterdämmerung.

Und all das wegen einer kleinen, eher unscheinbaren Pflanze! Aber diese Geschichte ist typisch für die Mistel, wissenschaftlich *Viscum album* genannt. Ausgefallene, exotische Pflanzen siedelt man zumeist in den Regenwäldern der Tropen an, doch die Mistel hat eine Menge zu bieten. Das beginnt schon bei ihrem Standort: Man findet sie in den Kronen bestimmter Baumarten.

Misteln sind Parasiten, genauer: Halbparasiten. Als grüne Pflanzen können sie Photosynthese betreiben, sind also in Bezug auf Kohlenhydrate Selbstversorger, aber sie benötigen Wasser und Mineralien. Daher zapfen sie die Leitungsbahnen ihrer Wirtsbäume an. Schon als Keimling entwickelt die Mistel so genannte Senker, die in einer Art Verdauung die

Auf vielen Bäumen bilden Misteln auffallende, besonders im Winter hervorstechende Büschel aus.

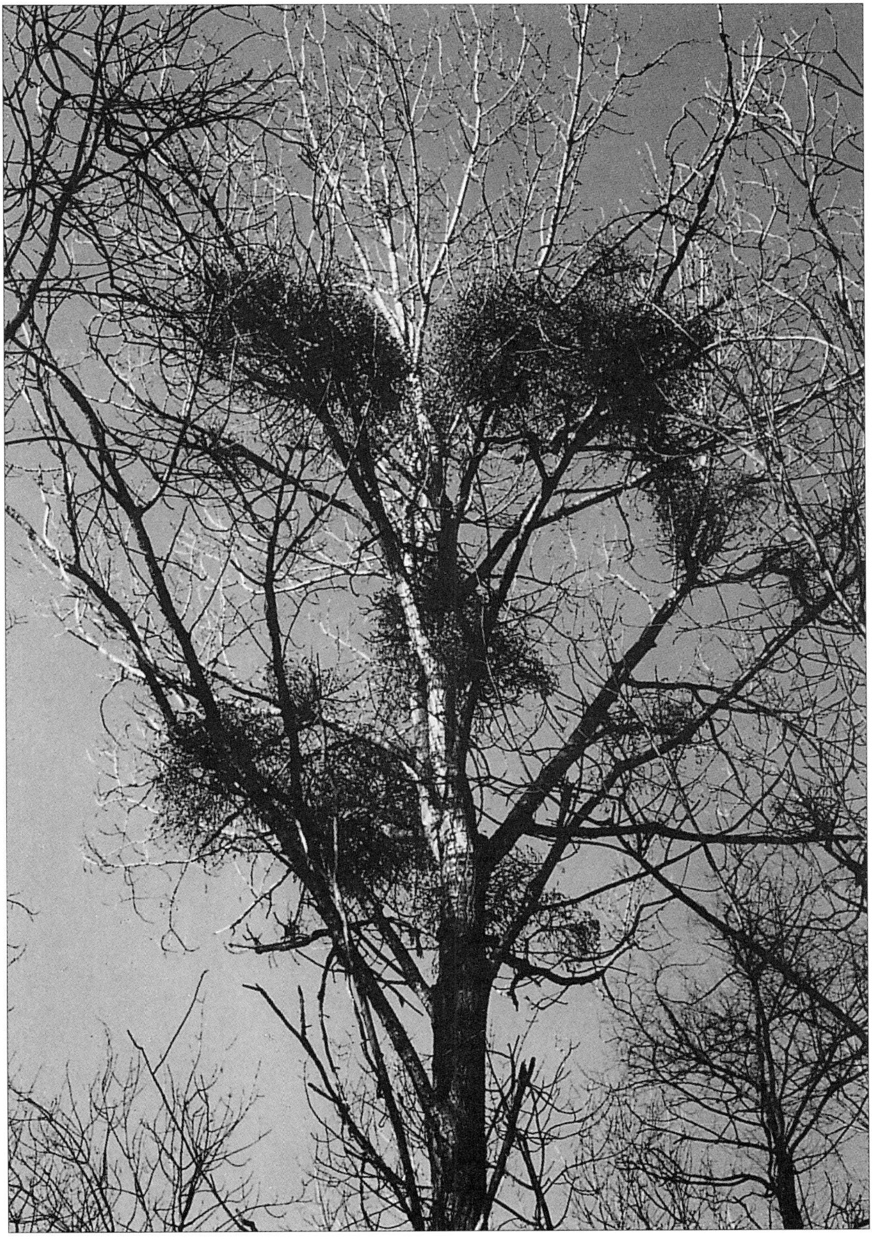

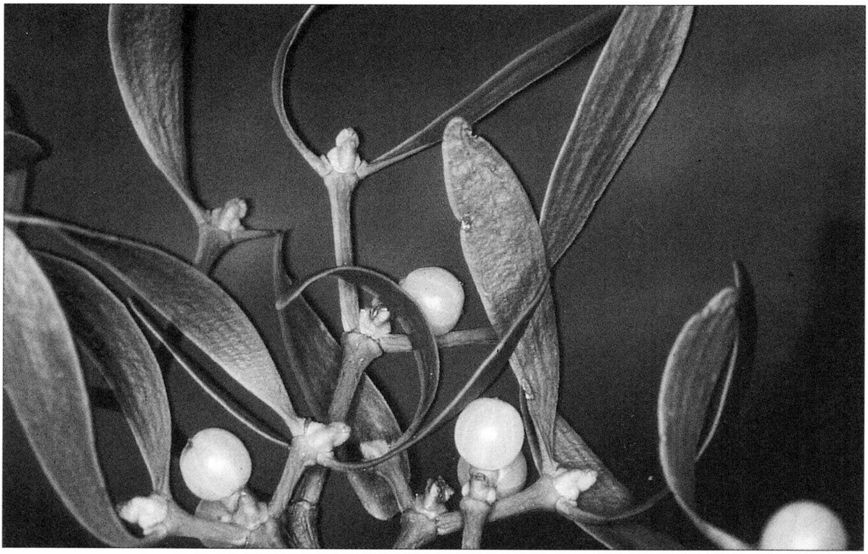

Misteln entwickeln sich, ausgehend von den ersten Blättern, sehr langsam. Aus jeder Blattverzweigung entsteht ein neues Blütenpaar.

Zellwände des Wirtes auflösen und immer tiefer in das Holz eindringen, bis sie auf die wasserleitenden Gefäße stoßen.

Damit ist auch schon klar, dass eine Mistel nur auf lebendem Holz gedeihen kann, denn sie braucht ja mehr als nur eine feste Verankerung. Dennoch ist es den Wissenschaftlern bis heute nicht gelungen, die Frage zu klären, ob diese Senker nun eigentlich umgewandelte Wurzel- oder Sprossorgane sind.

Überhaupt hat die Mistel ihre ganze Wuchsform an ihre besondere Existenz angepasst. Dieser immergrüne Strauch hat beispielsweise verhältnismäßig wenige, kleinflächige, lederartig derbe Blätter. Der Aufbau dieser Blätter deutet schon an, dass die Mistel das kostbare Wasser zu schätzen und sehr sorgsam damit umzugehen weiß. Im Winter ist das natürlich besonders wichtig, denn dann kommt der Wasserstrom in den Gefäßen der Laub abwerfenden Wirtsbäume fast völlig zum Erliegen, der Nachschub stockt.

Dann sitzt die Mistel selbst auf dem Trockenen und sie beschränkt ihren Eigenbedarf auf das Notwendigste. Zum einen will sie ihren Wirtsbaum ja nicht nachhaltig schädigen, denn das hätte auch für sie selbst fatale Folgen. Außerdem hat sie, eine weitere Besonderheit, eine wichtige Aufgabe zu erfüllen: Die Mistel blüht nämlich im Winter.

Tatsächlich ist die Mistel die einzige einheimische Holzpflanze, deren Blüte- und Fruchtphase auf Ende Februar bis Anfang April fällt. Dabei ist ihr Blühtermin völlig unabhängig von dem der Wirtspflanze. Sie ist zweihäusig, es gibt also weibliche und männliche Misteln. Ein optisches Meisterwerk sind die Blüten zugegebenermaßen nicht. Sie sind stark reduziert, werden schon im Frühsommer des vorhergehenden Jahres angelegt und sitzen als kleine Erhebungen zwischen den Blättern.

Zählt man die Exemplare mit den etwas größeren männlichen Blüten, wird man feststellen, dass bei der Mistel ein erheblicher Frauenüber-

Ein Mistelzweig mit Beeren: Die Beeren enthalten große Mengen an zähen Schleimstoffen.

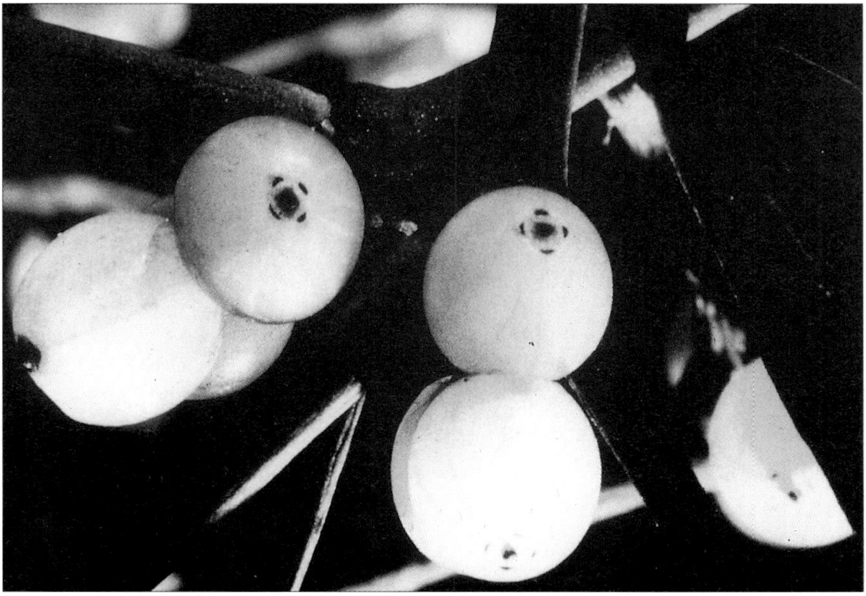

Parasiten der Pflanzenwelt

Bei dem Stichwort Parasiten denken die meisten sicher zuerst an Bandwürmer, Neunaugen und Malaria, also an tierische Ein- und Vielzeller, die in oder an anderen Tieren schmarotzen. Aber auch in der Pflanzenwelt gibt es einige Arten, die gerne auf die Ressourcen des Nachbarn zurückgreifen.

Neben der Mistel als Halbparasit, die nur Wasser und Nährsalze benötigt, aber selbst Photosynthese betreiben kann, muss vor allem die Kleeseide (Cuscuta europaea) erwähnt werden. Sie ist eine höhere Pflanze, die man als Vollparasit einordnen kann. Aus ihren Samen wächst ein fadenförmiger Keim, dessen aufgerichtetes Vorderende kreisende Suchbewegungen durchführt. Wird dabei der Spross eines geeigneten Wirtes berührt, dann umschlingt ihn diese Windenpflanze und beginnt daran emporzuwachsen. Die Blättchen der Kleeseide sind zu winzigen Schuppen reduziert und auch der weißlich blasse Spross enthält praktisch kein Chlorophyll. Da sich die Pflanze somit nicht selbst ernähren kann, treibt sie zahlreiche Ausläufer (Haustorien) in das Gewebe ihres Wirtes und sucht den Anschluss an die Leitungsbahnen. Dort entnimmt sie nicht nur Wasser wie die Mistel, sondern auch organische Verbindungen, und dies in einem Ausmaß, dass der Wirt nicht selten tödlich geschädigt wird.

Ein weiterer faszinierender Parasit ist die südostasiatische Rafflesia, die auf bestimmten Pflanzen schmarotzt und nicht mehr viel mehr darstellt als eine mannsgroße, nur selten sich öffnende und nach Aas stinkende Blüte.

schuss besteht. Dennoch sind die wenigen „männlichen" Misteln durchaus in der Lage, ihre biologische Funktion zu erfüllen. Die Bestäubung erfolgt übrigens, aller Unscheinbarkeit zum Trotz, durch Insekten. Obwohl ein auffälliger Schauapparat zur Anlockung fehlt, bieten die Blüten doch Nektar, die weiblichen mehr als die männlichen. Und dieser Nektar enthält alles, was sich beispielsweise eine Fliege wünschen kann: viel Glukose und Fruktose sowie ein wenig Saccharose, also Trauben-, Frucht- und

Rohrzucker. Bei so ungewöhnlichen Blüten ist es nicht besonders erstaunlich, dass auch die Früchte mit Überraschungen aufwarten. Die prall gefüllten Beeren sind in Wirklichkeit beerenartige Scheinfrüchte. Die von einer weißen Hülle umgebenen Früchte reifen im Dezember, zu einer Zeit, da sie eine willkommene Ergänzung des kärglichen Nahrungsangebots darstellen. Vögel fressen diese Früchte recht gern und setzen dann die wenigen Samen in einem Rest der ursprünglichen Schleimschicht, aber ohne die Beerenhaut ab. Die Misteldrossel (*Turdus viscivorus*) beispielsweise verschlingt pro Mahlzeit bis zu zehn Beeren, die ihre Darmpassage schon eine halbe Stunde später hinter sich haben. Der verbliebene Schleim lässt die Samen beispielsweise an einem Ast kleben, und der Keim – im wahrsten Sinne des Wortes – für eine weitere Pflanze ist gelegt.

Apropos Kleben: Bei den Römern kam die Mistel nicht nur als „Apotropaeon", das heißt als Abwehrschutz gegen böse Geister zum Einsatz, sondern auch zu einem ziemlich prosaischen Zweck, dem Vogelfang. Das äußerst schleimige und zähe Fruchtfleisch vermag den Vögeln, so gerne sich Drosseln, Spechte oder Eichelhäher darüber hermachen, durchaus Probleme zu bereiten. So kann man beobachten, wie sie durch Reiben an einem Ast versuchen, den Schnabel wieder zu säubern. Vermutlich hat das einen findigen Vogelfänger auf die Idee gebracht, Leimruten damit zu bestreichen, mit beachtlichem Erfolg.

Aber zurück zu unserem eben auf einem Ast ausgebrachten Samen. Wenn er im Frühjahr auskeimen soll, muss er fertig entwickelt sein, eine Aussaat beispielsweise schon im späten Herbst bleibt erfolglos. Die Mistel ist ein Lichtkeimer, sie ist also auf die länger werdenden Tage angewiesen. Samen, die im Dunkeln aufbewahrt werden, verlieren zunehmend ihre Keimfähigkeit.

Zunächst entwickelt der Keimling eine Haftscheibe. Die später austreibenden Keimblätter orientieren sich nach dem Licht und der Schwerkraft, eine Mistel kann daher durchaus auch an der Unterseite eines Astes erfolgreich anwachsen. Schließlich bilden sich Sprosse aus, doch die Entwicklung der ersten beiden richtigen Blätter erfolgt meist erst nach zehn

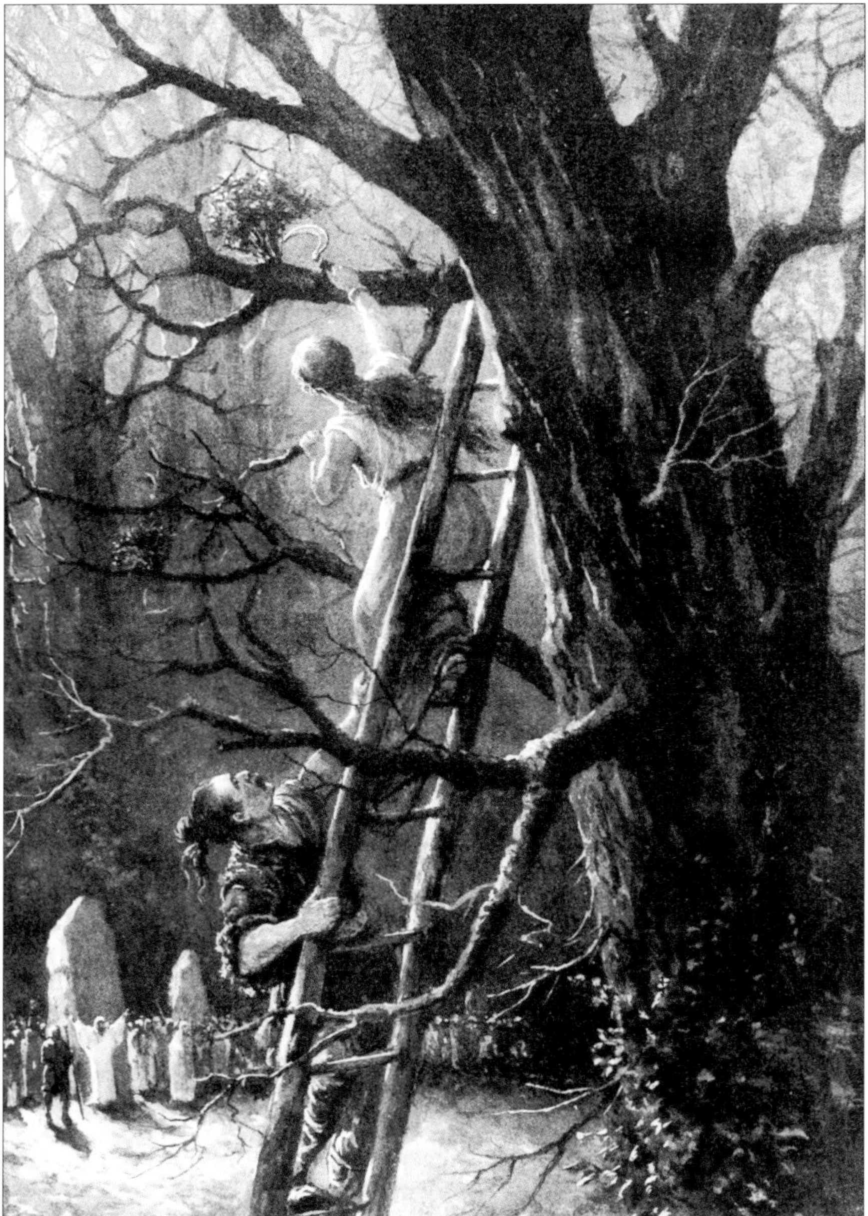

bis zwölf Monaten. Wenn sich diese beiden Primärblätter gebildet haben, ist bereits im Bereich der Haftscheibe ein Saugorgan, das Haustorium, in die Rinde des Wirtsbaums vorgedrungen. Mithilfe bestimmter Stoffe, so genannter Enzyme, aber auch mit mechanischer Kraft sucht dieses Gebilde den Anschluss an die Leitungsbahnen des Wirts. Damit ist die parasitische Lebensphase der Mistel sozusagen in vollem Gange.

Bisweilen kommt es vor, dass die Keimblätter der jungen Mistelpflanze zugrundegehen. Ist dann das Wettrennen zu den Gefäßen des Baumes schon erfolgreich gelaufen, schadet das nicht, andernfalls bedeutet es das Todesurteil. Wenn der Kontakt zu den Leitungsbahnen bereits besteht, dann kann sich sogar eine ganze Ansammlung aus mehreren Misteln aus dem Gewebe einer Haftscheibe entwickeln, so wie sich auch ein Busch aus bis zu vier Pflanzen entwickeln kann, wenn ein Same mit mehreren Embryonen auskeimt.

Die weitere Entwicklung einer Mistel verläuft sehr langsam, zählbar langsam: Jedes Jahr wird ein Sprosselement mit jeweils zwei gegenständigen, lang gestreckten Blättern ausgebildet. Durch Zählen der Knoten, vom Wirtsast ausgehend, ist es daher leicht möglich, das Alter einer Mistel zu bestimmen. Durch Bildung von Seitensprossen geht die ursprünglich fächerförmige Gestalt dann schließlich in eine Kugelform über. Manche dieser Kugeln können mehrere Jahrzehnte alt sein und bis zu anderthalb Meter durchmessen, mit einem Stammdurchmesser an der dicksten Stelle von 13 cm.

Wenn man nun bedenkt, dass unter Umständen mehrere oder sogar viele solcher Riesen auf einem einzigen Wirtsbaum sitzen, leuchtet es ein, dass dabei die Belastungsgrenze erreicht werden kann. Als Halbparasit benötigt die Mistel zwar nur Wasser, nicht dagegen organische Nährstoffe des Wirts und sie hat auch nicht das geringste Interesse daran, ihren Wirt abzutöten, da dies auch ihr Todesurteil bedeutet.

Die Misteln hat auch eine Tradition in der Volksmagie: In Anwesenheit des Druiden wurden in grauen Vorzeiten, der Zeit der Kelten, zum Jahreswechsel Misteln angeschnitten.

Das Rezept des Zaubertranks

Obelix hat ihn bekanntlich nie bekommen, weil er als Kind hineingefallen war. Alle anderen Gallier eines uns wohl bekannten kleinen Dorfes aber sind auf ihn angewiesen: den Zaubertrank des Druiden Miraculix. Trotz aller Bemühungen der Römer kennen wir seine Ingredienzen leider nicht, sicher ist nur, dass Misteln eine notwendige Zutat darstellen, und zwar Misteln, die mit einer goldenen Sichel geschnitten werden müssen. Mancher aufmerksame Leser wird sich vielleicht sogar noch daran erinnern, dass der Druide auf Eichen nach seinen Misteln suchte.

Aus den Werken des römischen Gelehrten Plinius d. Ä. wissen wir viel über die Mistelverehrung bei den Kelten. Für die gallischen Druiden waren Misteln, die auf Eichen wuchsen, besonders heilig, vor allem sicherlich deshalb, weil sie auf diesen Bäumen so selten vorkamen. Fand man eine Mistel, noch dazu auf einer Wintereiche, so wurden zunächst Speiseopfer dargebracht und zwei weiße Stiere geschmückt. Anschließend bestieg ein Priester in weißem Gewand den Baum, um die Misteln mit einer goldenen Sichel abzuschneiden. Da sie den Boden nicht berühren durften, fing man sie mit einem weißen Mantel auf. Schließlich wurden die Stiere geopfert, um die Götter wohlwollend zu stimmen. Der Mistel wurde eine ungewöhnlich starke Heilkraft zugeschrieben, man nannte sie die „Alles heilende".

Der Kult um die Mistel wurde später immer wieder kolportiert, um die Jahrhundertwende kamen dann meist noch Fantasieriten mit hübschen Druidenpriesterinnen hinzu, die mit dem wahren Kult der Gallier wohl nicht mehr viel zu tun haben.

Dennoch wurde schon früh die Frage aufgeworfen, ob Misteln an Zier- und Obstbäumen wirtschaftlichen Schaden anrichten können. Tatsächlich hat man schon beobachtet, dass es zum Absterben eines Wirtsbaumes kam, wenn Misteln weite Bereiche der Krone überwuchert hatten. Ungünstige klimatische Faktoren wie etwa eine längere Trockenperiode können das Problem noch verschärfen. Meistens wird die Situation jedoch nicht so dramatisch sein und lediglich die Wüchsigkeit oder auch der Fruchtertrag etwas eingeschränkt werden.

In diesem Zusammenhang ist ein Phänomen interessant, dessen biologische Ursache leider noch wenig verstanden wird. Manche Baumarten wie Buche oder Buchsbaum sind nämlich resistent gegen einen Mistelbefall. Andere wie Ulmen oder Eichen sind nur selten infiziert, wenn aber doch, dann meistens ganz massiv. So hat man beispielsweise in einem Mistelgebiet unter unzähligen parasitenfreien Ulmen nur eine gefunden, die Misteln trug, dafür aber gleich 20 Stück mit einem Alter von einem bis 19 Jahren.

Wenn auch Fakten noch fehlen, so besteht doch Übereinstimmung darin, dass dieses Phänomen wohl biochemische Ursachen haben dürfte. „Erkennt" die Mistel, auf welchem Baum sie sich ansiedeln kann, oder kommt es gar zu einem richtigen Wechselspiel auf molekularer Ebene zwischen Parasit und Wirt? Solche Vorgänge sind von anderen Pflanzenkrankheiten, beispielsweise beim Pilzbefall von Getreide oder Kartoffeln, durchaus bekannt. Mancher Wissenschaftler geht da auch schon einmal so weit, eine Art pflanzliches Immunsystem anzunehmen.

Zu den bedrohten Arten gehört die Mistel nicht, zumindest noch nicht. Dennoch ist sie schon in die Rote Liste aufgenommen. Damit ist allerdings das vom Bundesverband der Pharmazeutischen Industrie (bpi) herausgegebene Kompendium gemeint, das in jeder Arztpraxis oder Apotheke steht und die in Deutschland erhältlichen Arzneimittel auflistet.

Die ökologische Nische der Mistel findet sich dort im Kapitel 86, überschrieben mit Zytostatika und Metastasenhemmer. Der lange Weg dorthin begann schon in der Antike. Ausgehend von den Lehren eines Hippokrates, Theophrast und Paracelsus setzte man die Mistel gegen eine ganze Reihe von Krankheiten ein. Zerpulvert und in Wein getrunken sollte sie die Fallsucht heilen. Im Kräuterbuch des Hieronymus Bock finden sich noch weitere Therapieempfehlungen: „Auß Mistel und Schafgarben fasst ein pflaster gemachet und aufgelegt / ist gut zu den Brüchen der jungen Kinder."

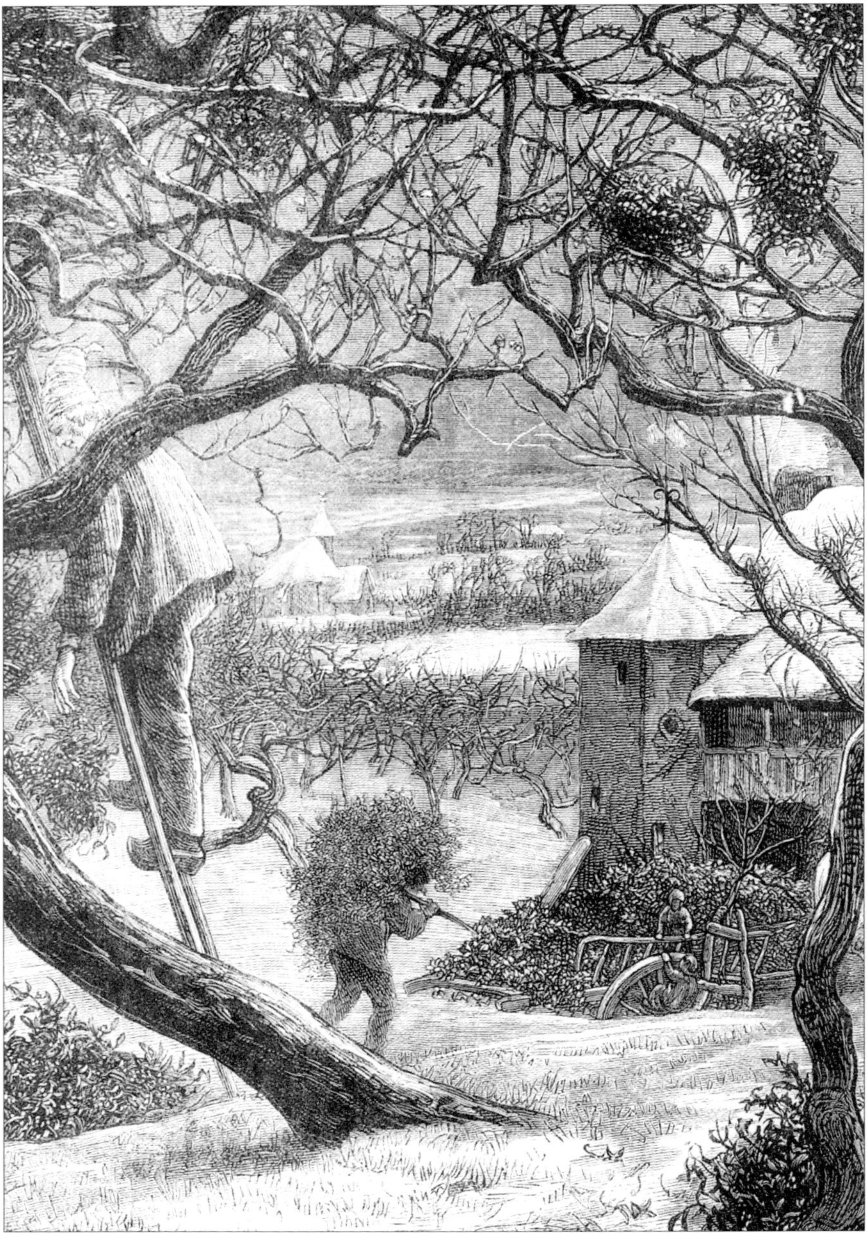

Trotz all dieser nützlichen, allerdings nicht nachweisbaren Wirkungen (oder gerade deswegen?) wurde es gegen Ende des letzten Jahrhunderts still um die Mistel. 1920 sorgte dann Rudolf Steiner, der Begründer der Anthroposophie, für ihre Renaissance. Er regte an, sie in der Krebstherapie einzusetzen. Seine Begründung für diesen Vorschlag leitete er aus der eigenartigen Wuchsform dieser Pflanze ab und er war fest davon überzeugt, dass man damit das Chirurgenmesser werde ersetzen können.

Heute wissen wir, dass sich Steiner hier irrte und auch noch in einem anderen Punkt. Für ihn war das aktive Wirkprinzip die Leimsubstanz der Mistel, in Wirklichkeit ist es jedoch ein Eiweiß, auf das viele der Mistelwirkungen zurückzuführen sind. Vor allem aber kann die Misteltherapie nicht die chirurgische Entfernung einer Krebsgeschwulst, die so genannte Tumorresektion, ersetzen. Sie kann aber nach einer solchen Operation dazu beitragen, dass in den Körper ausgestreute Krebszellen ausgemerzt werden, ehe sie neue Tumoren erzeugen, sie hemmt also den Prozess der Metastasierung. Die Anwendung der Mistel ist daher keine alternative Therapie, die eine schulmedizinische Standardtherapie ersetzen könnte, sie ist vielmehr eine so genannte adjuvante, unterstützende Therapie.

Zwar bestreitet mancher Mediziner diese Wirkung immer noch hartnäckig, dennoch setzt inzwischen ein beachtlicher Anteil aller Krebstherapeuten solche Mistelpräparate ein, erst recht, wenn ihre Patienten darum bitten. Während sich so unser Halbparasit auf dem Wege in die Schulmedizin befindet, beginnt sich noch ein weiteres Rätsel aufzuklären.

Immer wieder war den Ärzten aufgefallen, dass die Krebspatienten, die sich einer Misteltherapie unterzogen, besserer Stimmung waren als ihre Leidensgenossen und die Belastungen der Krankheit leichter ertrugen. Selbst die größten Skeptiker waren daher bereit einzuräumen, dass die Mistel das Leben eines Patienten vielleicht nicht verlängern, sicher aber angenehmer mache, ein bei einer so schweren Erkrankung sehr

Zur Weihnachtszeit sammelt man nach altem Volksbrauch Mistelzweige, die man zu Hause aufhängt. Der Holzstich von Horace Harral stammt aus dem Jahre 1876.

Die Mistel in der Kunst

Die Verwendung von Mistelzweigen als Vorwand für einen Kuss unter dem Türrahmen oder als Schmuck für den Weihnachtsbaum bildet nur einen winzigen Ausschnitt der vielfältigen Spuren, die die Mistel in unserer Kultur hinterlassen hat.

Eine ganz besondere „Blütezeit" erlebte sie in der Periode des Jugendstils und dabei vor allem im Kunsthandwerk. Durch ihre eigenartige Gestalt bietet sie sich als ein besonderes Formelement geradezu an. Die Künstler des Art Nouveau entdeckten ihre Vorliebe für die Mistel mit ihrem klar strukturierten Aufbau aus den Elementen Spross, Knoten, gegenständige Blätter und kugelige Beeren. So schufen sie zahllose originelle Kreationen, zum Teil mit speziellen Werkstoffen wie einer damals neu entwickelten Glaspaste. Die Begeisterung für die Mistel schwappte dann auch bald in andere Zentren wie Wien, München oder Kopenhagen über.

Neben wertvollen Gläsern, die oft noch mit Email oder Gold verziert wurden, Gegenständen aus Porzellan und sogar Möbeln und Druckgraphiken entstanden auch eine Vielzahl von Dingen für den täglichen Bedarf, Besteck, Karaffen, Kämme und Bürsten, Tischdecken oder Parfumflakons, alle geschmückt mit dem charakteristischen Mistelmotiv.

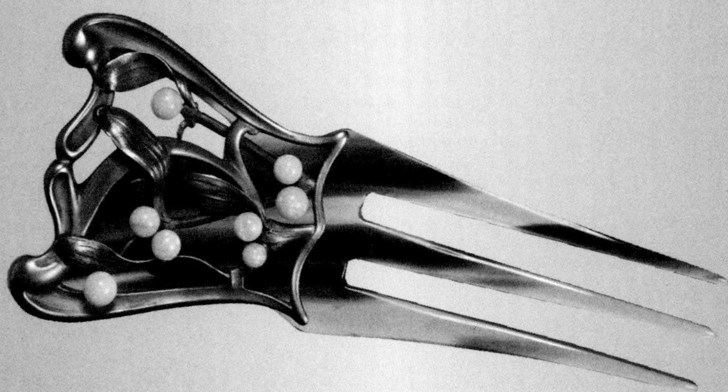

wesentlicher Aspekt. Die Ursache für diese Stimmungsaufhellung (heute spricht man von höherer Lebensqualität) war jedoch unklar.

Vor allem den Forschungen des Kölner Mikrobiologen Josef Beuth und des Krebsarztes Bernd-Michael Heiny aus Gmund ist es zu verdanken, dass sich der Schleier zu heben beginnt. Sie konnten zeigen, dass der eigentliche Wirkstoff der Mistel, das so genannte Mistellektin 1, im Körper β-Endorphin freisetzt, ein so genanntes körpereigenes Opiat. Diese vom Körper selbst erzeugten Botenstoffe sind an einer ganzen Reihe von Regulationsprozessen im Nervensystem beteiligt und wirken zusätzlich stark schmerzdämpfend. Von ihrer analgetischen Wirkung her sind sie sogar mit dem Morphin vergleichbar. Diese inzwischen auch in Form klinischer Prüfungen belegte Wirkung liefert eine einsichtige Begründung für das bessere Befinden der Patienten.

Und vielleicht schließt sich hier sogar der Kreis zu unserem auskeimenden Samen auf einem Wirtsbaum. Das Mistellektin 1 gehört zu einer Gruppe von Proteinen, den Lektinen, deren Name sich von dem lateinischen legere, „auswählen", ableitet. Diese Lektine findet man im gesamten Organismenreich bis hin zu den Bakterien und eine ihrer Funktionen dürfte in der Unterscheidung zwischen arteigenen und artfremden Stoffen liegen. Tatsächlich stellt man je nach Wirtsbaum unterschiedliche Lektinmuster in der Mistel fest. Es ist noch Spekulation, Stoff für künftige Forschungen, inwieweit wir hier eine Art pflanzliches Immunsystem vor uns haben. Damit wird die Mistel auch in Zukunft interessant bleiben.

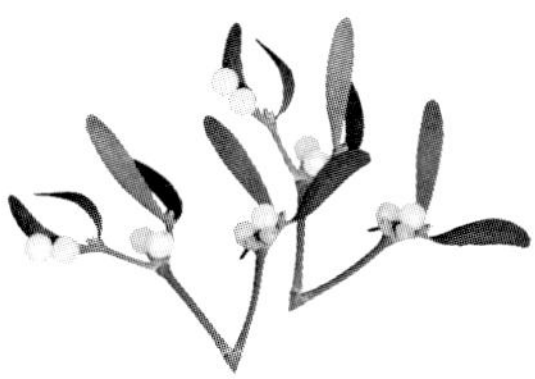

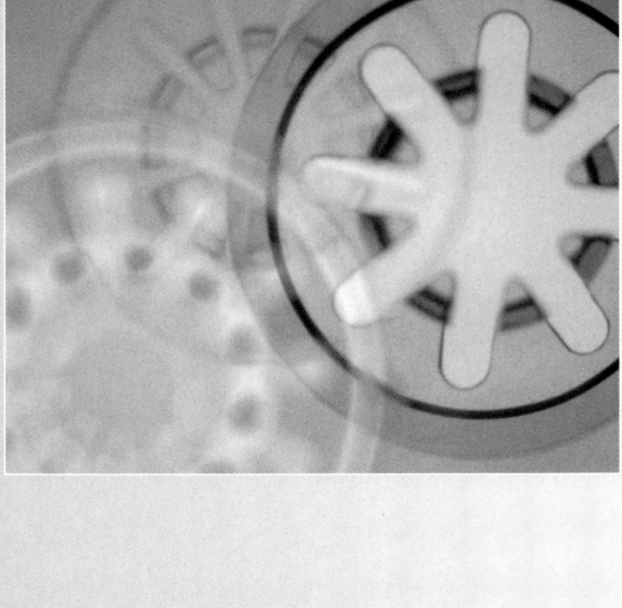

Kapitel 2

Immunsystem kontra Krebs: ein ungleicher Kampf?

Das Immunsystem hat viele Möglichkeiten, gegen Krebszellen vorzugehen. Allerdings genügt die Immunüberwachung allein nicht, um Tumoren zu verhindern. Kann man das Immunsystem gezielt unterstützen, um ihm diese wichtige Aufgabe zu erleichtern?

Mehr als 400 Millionen Jahre, eine gigantische Zeitspanne, waren notwendig, um im Verlauf der Evolution unser Immunsystem entstehen zu lassen. Aus einfachen Vorstufen entwickelte sich ein Organ, das nicht wie etwa Gehirn, Leber oder Herz an einer Stelle zu finden, sondern über den ganzen Körper verteilt ist. In einem gesunden menschlichen Körper finden sich etwa 10^{12} Immunzellen und 10^{20} Antikörpermoleküle, insgesamt beträgt das Gewicht des Immunsystems somit etwa 1 kg.

Die so entstandene Körperabwehr arbeitet unter normalen Umständen sehr effektiv.

Es ist kaum realistisch abschätzbar, wie vielen Angriffen, von außen wie von innen, unser Körper täglich ausgesetzt ist. Dabei hat es das Immunsystem gelernt, zerstörerische Antworten gegen körpereigene Substanzen in den meisten Fällen abzuschalten und nicht wieder gut zu machende Zerstörungen umliegender Gewebe zu verhindern. Es genügt also nicht, ein effektives Waffenarsenal zu besitzen, sondern es muss auch eine treffsichere Unterscheidung zwischen „selbst“ und „fremd“, zwischen „gefährlich“ und „ungefährlich“ möglich sein.

Schon vor etwa einem Jahrhundert, als man das Immunsystem bestenfalls ansatzweise kannte, begann man darüber nachzudenken, ob es nicht bösartige Zellen ebenso erkennen und abtöten könne wie beispielsweise Bakterien oder Viren. Heute bezeichnet man dieses Gedankenmodell als die „Theorie der immunologischen Überwachung“ (engl. immunosurveillance). Selbst die Entstehung eines Tumors müsste also in Bezug zum Immunsystem stehen, in diesem Fall hätte dann die Immunüberwachung aus irgendeinem Grund versagt. Insgesamt wäre ein gut funktionierendes Immunsystem für die Bekämpfung eines Tumors von größter Bedeutung.

Das Immunsystem ist nicht in einem einzigen Organ konzentriert, seine Zellen sind über den ganzen Organismus verteilt. Dieses allumfassende Schutzsystem dient der biologischen Selbsterhaltung unseres Körpers. Das Immunsystem ist in der Lage, schädliche Fremdsubstanzen wie Bakterien, Viren oder Pilze zu erkennen und unschädlich zu machen. Ebenso reagiert es auf interne Angriffe.

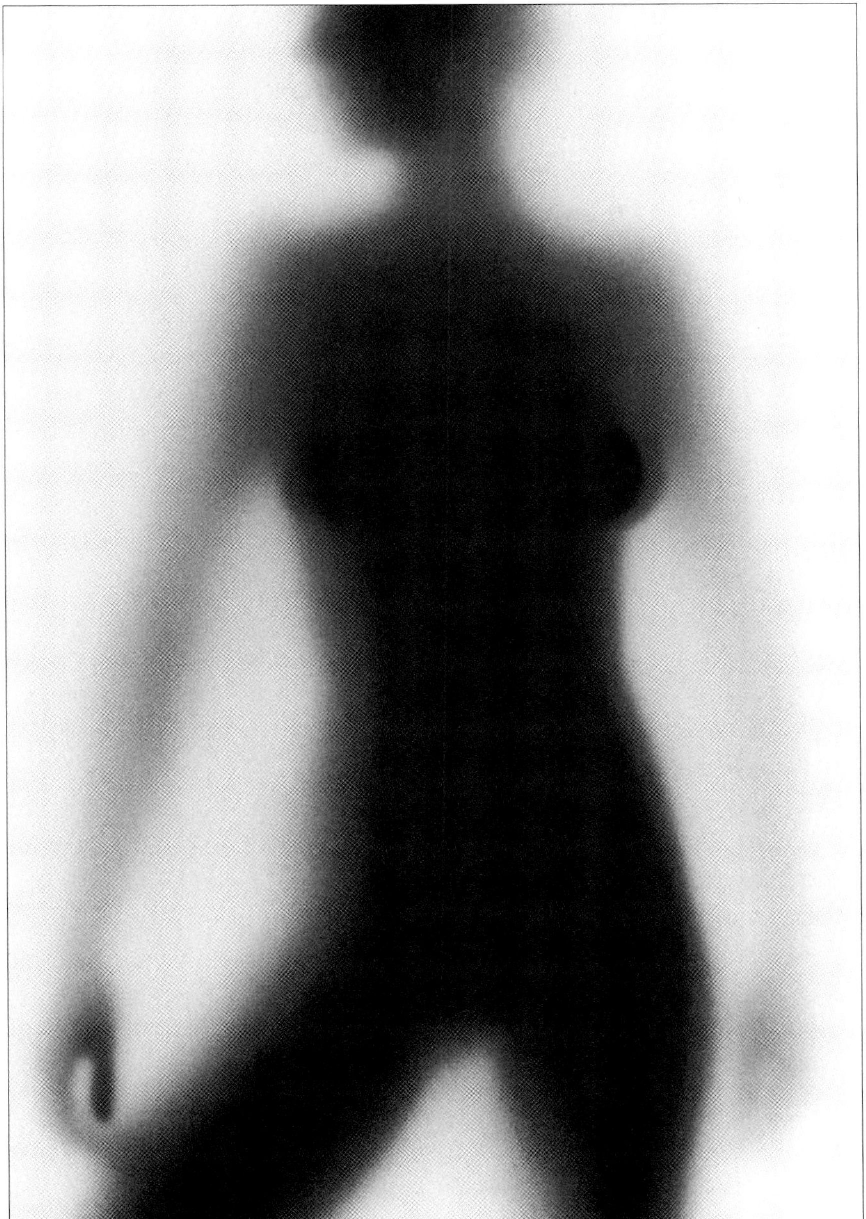

Dazu sind nun allerdings mehrere Voraussetzungen nötig:

- Zunächst einmal müssen sich die normalen Körperzellen und die Tumorzellen deutlich voneinander unterscheiden,
- diese Unterschiede muss das Immunsystem auch tatsächlich erkennen können, und
- das Immunsystem muss stimulierbar sein, um letzten Endes das Tumorgewebe zerstören zu können.

Tumorzellen unterscheiden sich tatsächlich von normalen Körperzellen, allerdings in einem sehr stark variierenden Ausmaß. In den letzten Jahrzehnten haben die Wissenschaftler einen enormen Schatz an Wissen aufgehäuft, was die Biologie der Zelle anbelangt: wie sie aufgebaut ist, welche Vorgänge ablaufen, welche Regulationsmechanismen eingreifen. Doch trotz all dieses Wissens sind wir weit davon entfernt, alles zu durchschauen oder gar zu verstehen, was in einer Zelle geschieht. Umso schwieriger aber ist es, dann das abnorme Verhalten einer Krebszelle zu durchdringen; wir können nur in wenigen Fällen genau zeigen, dass bestimmte, definierte Veränderungen beispielsweise in einem Gen zur Verwandlung in eine Tumorzelle führen; man spricht dann von einer malignen Transformation.

Einen dieser Unterschiede zwischen normalen und bösartigen Zellen kennen wir. Ein Tumor führt zu einer abnormen Vergrößerung eines Gewebes, das heißt, die Zellen des Tumors teilen und vermehren sich völlig unkontrolliert. Ein Organismus wie der menschliche Körper ist darauf angewiesen, dass die einzelnen Bestandteile gut zusammenwirken; die Notwendigkeit einer Kontrolle leuchtet daher ein. Ein anschauliches Experiment zeigt, dass diese Kontrolle normalerweise auch sehr gut funktioniert.

Die so genannten Fibroblasten sind eine Art von Zellen, die in unserem Körper einen Teil des Bindegewebes aufbauen. Man erkennt diese Zellen an einer ganzen Reihe von Merkmalen, so bilden sie beispielsweise bestimmte Fortsätze aus. Sie sind – im wahrsten Sinne des Wortes – noch

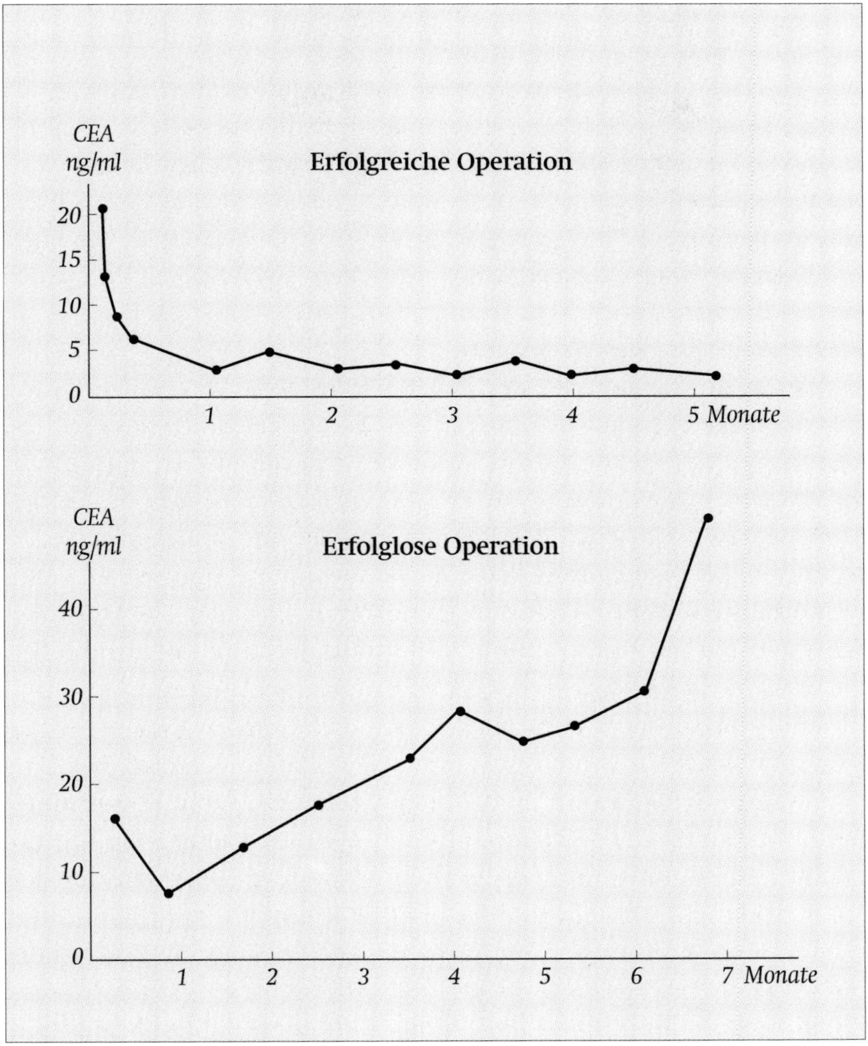

Bestimmungen von Tumorantigenen erlauben es, Aussagen über den Erfolg einer Therapie zu machen. In diesen Beispielen wurde das karzinoembryonale Antigen (CEA) gemessen. Während im oberen Diagramm ein erfolgreicher Verlauf dargestellt ist, wird im unteren Diagramm aufgrund der erneuten Zunahme die Operation als erfolglos eingestuft werden müssen.

jung und unausgereift, können sich also auf besondere Aufgaben hin spezialisieren. Eben weil sie weitgehend undifferenziert sind, lassen sie sich sehr gut in Kultur nehmen; einzelne Fibroblasten können also etwa in einer Petrischale überleben, wenn man ihnen Nährstoffe in gelöster Form zur Verfügung stellt. Diese eher abgeflachten Zellen können sich sogar, optimale Bedingungen vorausgesetzt, teilen und damit vermehren. Das werden sie aber nur so lange tun, bis sie als eine Schicht von einer Zelldicke den Boden der Petrischale bedecken. Sobald sie an die Wände stoßen, beenden sie die Vermehrung; man spricht daher auch von einer Kontakthemmung des Wachstums.

Hier zeigt sich nun ein deutlicher Unterschied zwischen normalen und bösartigen (malignen) Fibroblasten. Die normalen Zellen spüren es, wenn sie an allen Seiten auf das Glas der Petrischale oder an benachbarte Fibroblasten stoßen. Dies ist für sie das Signal zum Beenden des Wachstums und zum Einstellen der Teilungsaktivität. Anders dagegen die Tumorzellen: Bei ihnen gibt es keine Kontakthemmung, sondern ein ununterbrochenes weiteres Wachstum in mehreren, einander überlagernden Schichten. Sie benötigen weniger Wachstumsfaktoren als normale Zellen und zeigen eine verzögerte oder gar völlig fehlende Alterung.

Dieses ungeordnete, nicht mehr durch die normalen Regelmechanismen gebremste Wachstum ist ein klares Merkmal für den malignen Charakter dieser Zellen. In der Tat hoffte man zunächst, damit eine Achillesferse von Krebszellen gefunden zu haben. Viele im Rahmen der Chemotherapie eingesetzten Substanzen greifen bevorzugt Zellen an, die sich rasch teilen und vermehren. Aber unglücklicherweise trifft man damit auch normale Körperzellen, beispielsweise die Immunzellen, die stets in großer Menge nachgebildet werden müssen, und auch die Haarwurzelzellen, sodass es im Rahmen einer solchen Behandlung häufig zum Haarausfall kommt.

Anders ausgedrückt: Zwar ist dieses Merkmal typisch für Tumorzellen, aber in bestimmtem Ausmaß kommt es eben auch bei normalen Zellen vor. Man könnte sogar sagen, dass Krebszellen jugendlichen, noch nicht ausdifferenzierten Zellen (man spricht oft auch von embryonalen Zellen) gleichen. Inzwischen sucht man sehr intensiv nach so genannten Tumorantigenen, also Eigenschaften von Tumorzellen, die vom Immunsystem erkannt werden können. Ein anderer, häufig verwendeter Begriff dafür wäre Tumormarker.

Bei diesen Tumorantigenen oder Tumormarkern handelt es sich letztlich um Substanzen, die entweder vom Tumorgewebe selbst gebildet oder aber durch den Tumor veranlasst von normalem Gewebe abgegeben werden. Nur im ersten Fall können sie verlässlich für eine Tumordiagnostik eingesetzt werden. Dazu benötigt man ein spezifisches molekularbiologisches Nachweisverfahren. Solche Testverfahren zu entwickeln, ist nicht ganz einfach und auch teuer, dennoch werden im Verlauf der normalen Diagnose bei Krebserkrankungen immer häufiger auch diese Tumormarker bestimmt. Das ist darauf zurückzuführen, dass diese Tests, wenn sie sachgerecht durchgeführt werden, viele Vorteile bieten:

- Sie können unter Umständen eine Früherkennung des Tumors ermöglichen.
- Man kann mit ihrer Hilfe das Tumorstadium bestimmen und damit die Therapie entsprechend steuern.
- Sie erlauben es, den Therapieerfolg zu kontrollieren und eine Tumorprogredienz zu erkennen, das heißt ein Fortschreiten der Krebserkrankung.

Wie könnte so etwas in der Praxis aussehen? Betrachten wir als Beispiel das karzinoembryonale Antigen (kurz CEA). Dabei handelt es sich um ein Glykoprotein, also ein Eiweiß mit angehängten Zuckerketten. Es ist ein normaler Bestandteil der Schleimhäute des Magen-Darm-Trakts und wird zunehmend in der achten bis 16. Schwangerschaftswoche gebildet. Später entsteht es in einigermaßen konstanten Mengen, auch nach der Geburt; die Bezeichnung karzinoembryonal ist also etwas irreführend.

Nun hat sich gezeigt, dass diese Substanz im Gewebe eines kolorektalen Karzinoms, also eines Tumors im Darmtrakt, in ungleich größerer

Menge entsteht als in einem normalen Gewebe. Der Normalbereich liegt zwischen 1,5 und 5,0 µg pro Liter; man misst dieses Protein im Serum oder im Plasma des Patientenblutes. Die Abbildung auf S. 29 zeigt nun einige typische Verläufe. In beiden dargestellten Fällen wurden zunächst CEA-Werte um etwa 20 ng pro ml gemessen. (Man möge sich durch die Einheiten nicht täuschen lassen, Mikrogramm pro Liter entspricht Nanogramm pro Milliliter. Da man unter Umständen mit beiden Varianten konfrontiert werden kann, wurde diese „Zweideutigkeit" hier bewusst beibehalten.)

Werte, die um das Doppelte oder gar Vierfache des Maximums des Normalbereichs liegen, sind zumindest einmal stark tumorverdächtig. Im oben dargestellten Fall wurde ein Kolonkarzinom nachgewiesen, also ein Tumor des Dickdarms. Nach der Operation sanken die Werte und sie blieben auch weiterhin niedrig; Dies wurde als Anzeichen für eine erfolgreich und vollständig durchgeführte Entfernung des Tumors gewertet. Anders im zweiten Fall, in dem ein Magenkarzinom offensichtlich erfolglos operiert worden war. Zwar sanken auch hier die Werte kurzfristig ab, stiegen dann jedoch sehr schnell wieder an. Als der Patient verstarb, lagen sie um 40 ng pro ml.

Weitere häufiger bestimmte Tumormarker sind:

- AFP – α_1-Fetoprotein: wird vor allem von Leberzell-Karzinomen gebildet, Obergrenze des Normbereichs liegt etwa zwischen 10 und 15 µg/l. Während einer Schwangerschaft steigen die Werte für das AFP sehr stark an, ohne dass ein Tumor vorliegt (bis 500 µg/l). Auch eine Hepatitis oder eine Leberzirrhose kann zu erhöhten Werten führen.

- PSA – Prostata-spezifisches Antigen: steigt auch mit dem Alter an. Dennoch liegen bei den meisten Männern die Werte um etwa 4 µg/l, höhere Konzentrationen (bis 10 oder mehr µg/l) können entweder auf einen Prostata-Krebs oder aber auch eine gutartige Prostata-Vergrößerung (BPH für benigne Prostata-Hyperplasie) hinweisen.

- CA15-3: ist eine Substanz, die bei einem Brustkrebs auftritt. Hier gibt man die Menge in Einheiten (U, engl. units) an; wobei aufgrund der Empfindlichkeit des Tests nur eine Verlaufskontrolle erfolgen kann. Die Obergrenze des Referenzbereichs liegt zwischen 10 und 40 kU/l, die Werte können um 25 oder sogar mehr als 50 kU/l erhöht sein.

Bei der Interpretation solcher Werte muss man allerdings sehr vorsichtig sein. Wie schon aus den wenigen Anmerkungen zu ersehen ist, kann ein Tumormarker bei einigen verschiedenen Erkrankungen erhöht sein, CA15-3 könnte auch auf ein Pankreas-, Schilddrüsen- oder Eierstock-Karzinom hinweisen. Genauso gut könnte die Ursache aber eine Niereninsuffizienz oder eine Lungenerkrankung sein; man muss die Grenzen und den Stellenwert eines solchen Tests sehr genau kennen, um ihn vernünftig deuten zu können. Nur im Zusammenhang mit weiteren Befunden gewinnt ein Tumormarker Bedeutung; für sich allein ist er wenig aussagekräftig!

Halten wir einen Moment inne und legen wir uns Rechenschaft darüber ab, wo wir stehen.

Wir haben gesehen, dass es Unterschiede zwischen normalen und Tumorzellen gibt, dass aber diese Unterschiede in ihrer Art und in ihrem Ausmaß sehr stark variieren. Prinzipiell müsste unser Immunsystem also in der Lage sein, Krebszellen als fremd zu erkennen und sie abzutöten. Gibt es Hinweise darauf, dass dies tatsächlich geschieht?

In diesem Zusammenhang wird immer wieder auf die zwar seltenen, aber durchaus vorkommenden Spontanheilungen verwiesen. Inzwischen sind in der medizinischen Literatur eine Vielzahl von Einzelfällen beschrieben, in denen sich ein Tumor von selbst zurückbildete. Ein solches spontanes, leider viel zu seltenes Verschwinden wurde oft als Beleg dafür herangezogen, dass die körpereigene Immunabwehr erfolgreich gegen Krebszellen vorgehen kann. Wenn der Körper dazu aber prinzipiell in der Lage ist, sollte es möglich sein, diese Immunantwort noch zu verstärken. Zwar ist diese Schlussfolgerung nach wie vor heiß umstritten, doch immerhin gibt es inzwischen genügend Hinweise, um sich wissenschaftlich mit dieser Frage auseinanderzusetzen. Warten wir also ab, was die Zukunft bringen wird.

Sicher aber ist, dass unser Immunsystem eine ganze Reihe von Möglichkeiten besitzt, um Tumorzellen abzutöten. Um uns darüber Aufschluss zu verschaffen, sollten wir zunächst einmal die verschiedenen Komponenten der Immunabwehr näher betrachten, die für eine Tumorabwehr in Frage kommen, dann kann man die Frage angehen, inwieweit eine Stimulation dieser Zellen, wie sie im Rahmen einer Misteltherapie erfolgt, klinisch von Belang sein kann.

Um Auskunft über den Zustand des Immunsystems zu erhalten, führt man eine Reihe von Untersuchungen durch. Für eine der grundlegendsten benötigt man nicht viel mehr als ein Mikroskop und eine so genannte Zählkammer. Das ist ein besonderer Objektträger, der eine definierte Menge Blut aufzunehmen vermag und darüber hinaus ein äußerst feines Gitternetz aufweist. So wird es möglich, die Zahl an Blutzellen in einem kleinen Blutvolumen zu bestimmen und Abweichungen von den Normwerten festzustellen. In einem Mikroliter (einem Millionstel Liter) Blut findet man im Normalfall

- 4,5–5,5 Millionen **Erythrozyten**, also rote Blutkörperchen, die dem Sauerstofftransport dienen,
- 150 000–350 000 **Thrombozyten** oder Blutplättchen, die für die Blutgerinnung wichtig sind, und schließlich nur
- 4000–8000 **Leukozyten**, also weiße Blutkörperchen, die zusammen mit den lymphatischen Organen (z. B. Thymus, Milz, Lymphknoten, Mandeln) das Immunsystem bilden.

Für unsere Diskussion der Misteltherapie sind nur die Leukozyten von Interesse. Liegt beispielsweise eine Entzündung vor, kann ihre Zahl unter Umständen weit über 10 000 erhöht sein und man spricht von einer Leukozytose. Im Falle einer Krebserkrankung kommt es jedoch häufig zu einer Leukopenie, das heißt, ihre Zahl ist kleiner als 2000. Betrachtet man diese Leukozyten jedoch etwas genauer im Mikroskop, zeigt sich sehr schnell, dass sie in ihrer Gestalt deutlich verschieden sind. Damit liegt der Schluss nahe, dass sie auch unterschiedliche Funktionen im Immunsystem besitzen. Heute wissen wir, dass dies tatsächlich so ist, wir müssen also diese Gruppen von Blutzellen weiter aufschlüsseln. Damit ergibt sich folgendes Bild:

- Ca. 60–70 % sind **Granulozyten**, die man oft noch weiter unterteilt, und deren Hauptaufgabe in der Bekämpfung von Krankheitserregern liegt,
- Ca. 4–5 % sind **Monozyten**, die sich zu Makrophagen entwickeln können; sie können sowohl eingedrungene Erreger wie auch Tumorzellen abtöten, und
- Ca. 20–30 % sind **Lymphozyten**, die zu den Zellen des spezifischen Immunsystems gehören.

Diese Prozentangaben mögen etwas unpräzise erscheinen, sind aber im Wesentlichen darin begründet, dass diese Einteilung noch zu stark vereinfacht ist. Heute untergliedert man die Lymphozyten deshalb noch weiter in drei Untergruppen:

- die natürlichen Killerzellen oder NK-Zellen, die im Wesentlichen gegen virusinfizierte und Tumorzellen vorgehen,
- die B-Lymphozyten, die zu antikörperbildenden Plasmazellen werden können, und
- die T-Lymphozyten, die nicht nur virusinfizierte und Tumorzellen abtöten (zellvermittelte Immunabwehr), sondern im Immunsystem auch wichtige Steuerungsaufgaben übernehmen.

Wie kann man sich eine solche von Immunzellen vermittelte Tumorabwehr vorstellen?

Am Beispiel der natürlichen Killerzellen (NK-Zellen) kann man sich das veranschaulichen (Abb. S. 36/37). Sie machen zwischen fünf und 12 % der im Blutkreislauf zirkulierenden Leukozyten aus und entwickeln sich

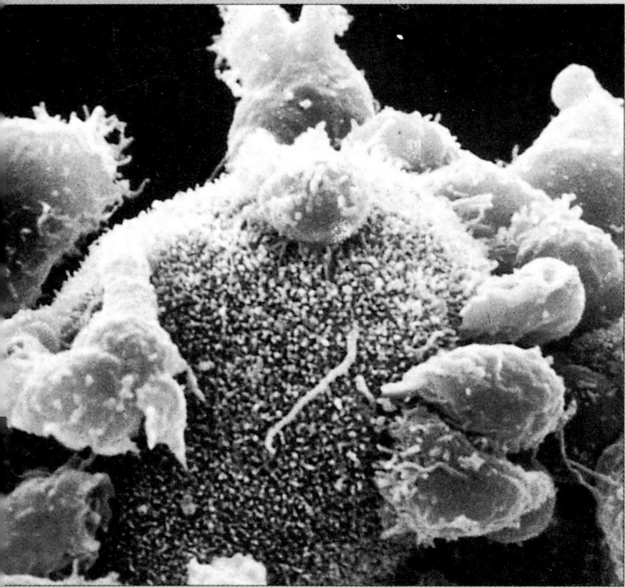

1. Mehrere NK-Zellen haben eine Tumorzelle (rund, im Zentrum) aufgespürt und sich an ihre Oberfläche angelagert. Man erkennt die NK-Zellen an ihrer lang gestreckten Form, außerdem sind sie erheblich kleiner als die maligne Zelle. Die reich gegliederte Oberfläche der Tumorzelle wird von den so genannten Mikrovilli gebildet, kleinen Ausstülpungen der Cytoplasmamembran, die darauf hindeuten, dass die Zelle noch intakt ist.

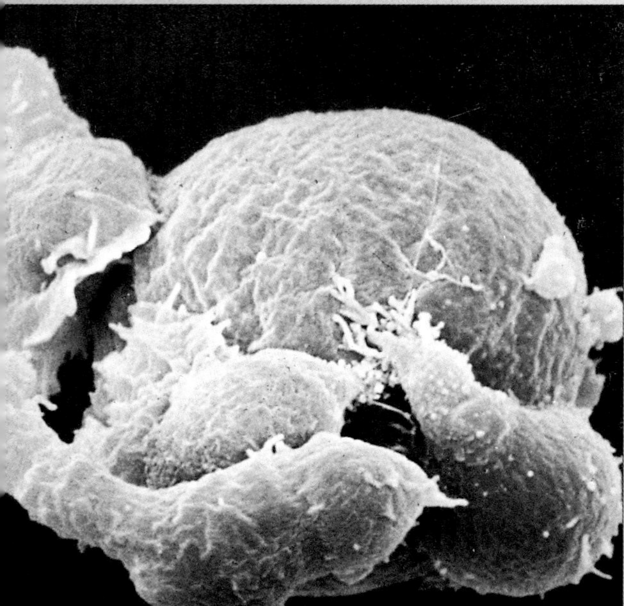

2. Auf diesem Bild sind die Mikrovilli bereits eingezogen; die Tumorzelle versucht sich durch eine Verkleinerung der Oberfläche vor dem Angriff zu schützen.

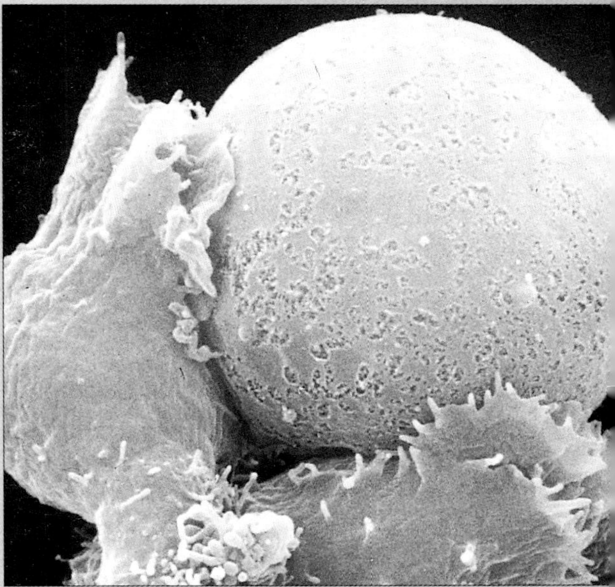

3. Inzwischen sind schon ausgeprägte Membrandefekte zu erkennen, die von den NK-Zellen verursacht werden. Es kommt zum unkontrollierten Ausstrom von Zellbestandteilen und letzten Endes zur Zerstörung der Tumorzelle.

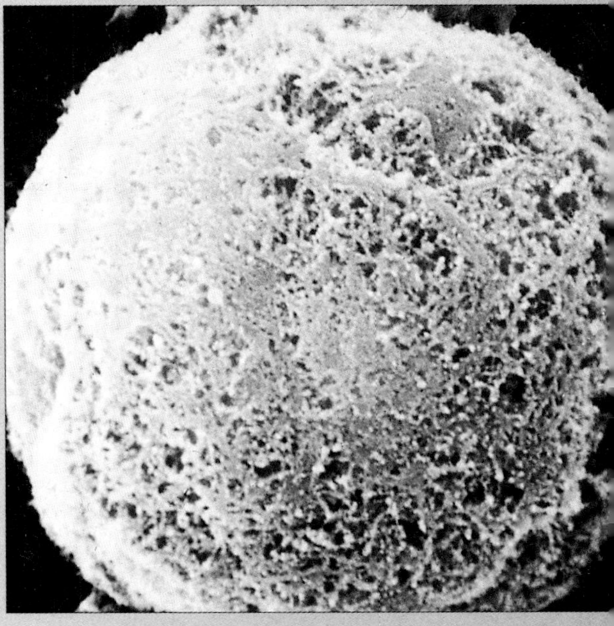

4. Im letzten Stadium ist die Tumorzelle schon vollständig abgetötet; die Form der Zelle wird nur noch durch das Zellskelett aufrechterhalten.

aus Stammzellen im Knochenmark. Ihre Aufgaben sind vielfältiger Natur. Die Hauptfunktion besteht im Abtöten von virusinfizierten und Tumorzellen, aber sie haben auch eine wichtige Stellung in der Abwehr von Bakterien, Einzellern und Pilzen. Vermutlich erkennen sie bestimmte Antigene auf der Oberfläche von ihren Zielzellen; aber hierzu ist leider noch zu wenig bekannt. Wichtig ist immerhin, dass diese Erkennung unspezifisch erfolgt, sie müssen ein Antigen nicht – wie beispielsweise die B- und T-Lymphozyten – zunächst als „fremd" präsentiert bekommen, sondern können sofort angreifen.

Sobald sie also eine Zielzelle ausmachen, lagern sie sich an diese Zelle an. Im nächsten Schritt beginnen sie damit, eine ganze Reihe von Proteinen, also Eiweißstoffen, auszuscheiden. Manche dieser Proteine, die so genannten Perforine oder auch porenformende Proteine (PFP) lagern sich in die Membran, die äußere Umhüllung, der Zielzelle ein und bilden dort große Poren. Das Resultat liegt auf der Hand; die so angegriffene Zelle läuft unkontrolliert aus.

Anders bei den T- und B-Lymphozyten, die man zur spezifischen Immunabwehr rechnet. Ihre Reaktionsweisen sind wesentlich komplexer; zunächst muss ihnen ein Antigen von speziell dazu gebildeten Zellen als „fremd" präsentiert werden. Dazu müssen diese so genannten antigenpräsentierenden Zellen einen Teil dieses Antigens in einem besonderen Protein auf ihrer Zelloberfläche gebunden haben; wie bei einem Polizeifoto eines Verbrechers reisen sie damit durch den Körper und alarmieren die spezifisch wirkenden Immunzellen: Seht her, das ist der Feind, den es zu vernichten gilt. Dieses Protein, in dem das Fremdantigen präsentiert wird, nennt man MHC-Komplex, eine Abkürzung aus dem unhandlichen englischen Begriff *major histocompatibility complex.* Er und das in ihm erkennbar gemachte Antigen sind notwendig, damit eine hochspezifische Immunantwort zustande kommt.

Nicht alle spezifischen Immunzellen allerdings, sondern nur die, die auf das gezeigte Antigen „programmiert" sind, reagieren darauf, indem sie sich stark vermehren und zur Jagd ausschwärmen. Diese spezifische Immunantwort braucht also sehr viel länger, bis sie anläuft, ist dann jedoch sehr viel präziser als die unspezifische. Es handelt sich somit um zwei sich gegenseitig ergänzende, hintereinander geschaltete Abwehrreihen: zunächst schnell und unspezifisch, dann langsamer anlaufend, aber höchst präzise und zielgenau.

Hier ist nicht der Raum, um die Vielfalt des Immunsystems noch weiter auszuführen oder die verschiedenen Abwehrmechanismen. Hierfür sei auf die Literatur verwiesen.

An dieser Stelle müssen wir noch auf eine Tatsache eingehen, die man nicht aus dem Auge verlieren darf. Aus dem bisher Gesagten könnte nämlich der Eindruck entstehen, als müsse unser Immunsystem sehr gut mit einem Tumor fertig werden, als sei die Immunüberwachung ein ungewöhnlich dichtes Netz.

Unglücklicherweise haben Krebszellen aber Verteidigungsmechanismen entwickelt, mit deren Hilfe sie dem Immunangriff entkommen können; nach dem englischen Wort für Flucht spricht man auch von Escape-Mechanismen.

Diese Escape-Mechanismen werden derzeit intensiv erforscht; und ihre Art und Vielfalt ist erstaunlich. So kann es beispielsweise vorkommen, dass eine Tumorzelle zwar Antigene aufweist, die eigentlich erkannt werden sollten, doch sie produziert gleichzeitig Substanzen, die eine Immunantwort unterdrücken.

Andere Tumorzellen stellen die Bildung von Antigenen einfach ein oder aber sie besitzen keine der weiteren, für eine erfolgreiche Immunaktivierung notwendigen Kofaktoren. Da Tumorzellen auch gegen Chemotherapeutika resistent werden können, etwa indem sie sie aus ihrer Zielzelle einfach wieder hinausschleusen, muss man fast den Eindruck gewinnen, als sei hier eine Art von Intelligenz am Werk, als kämpften die Krebszellen ganz überlegt um ihr Leben. Das ist nun sicher nicht der Fall. Aber wir müssen bedenken, dass wir mit jedem therapeutischen Angriff zwar viele Tumorzellen vernichten, doch andererseits eben auch diejenigen auslesen, selektieren, die in der Lage sind, sich gegen diesen Angriff zur Wehr zu setzen.

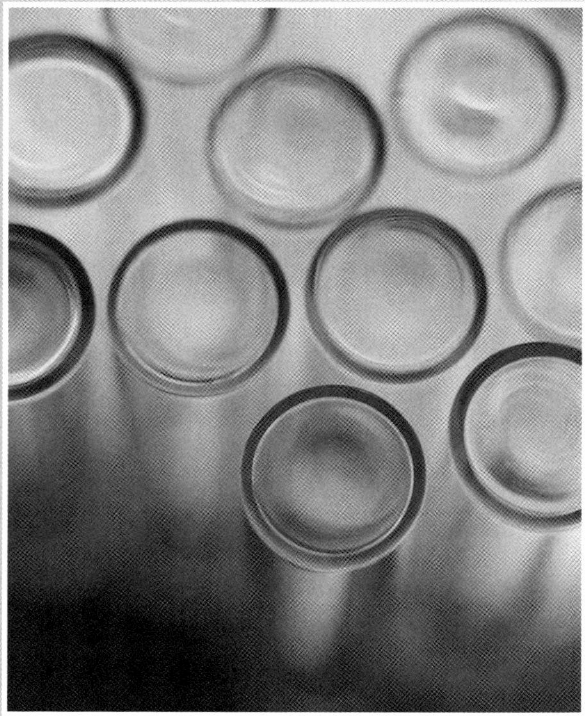

Kapitel 3

Auf der Suche nach dem Wirkstoff: die Rolle der Mistellektine

Seit die Misteltherapie begleitend zur Behandlung von Tumoren eingesetzt wird, suchte man nach den Wirkprinzipien in dieser Pflanze. Heute weiß man, dass eine Gruppe von Proteinen, die so genannten Mistellektine, für einige der wichtigen Wirkungen verantwortlich sind.

Seit vielen Jahren tobt schon der Streit zwischen der so genannten „Schul-“ und der „Alternativmedizin“, nicht zuletzt auch immer wieder geschürt durch groß aufgemachte Berichte in den Medien. Hier stehen sich zwei hoffnungslos verfeindete Lager gegenüber, so muss man den Eindruck gewinnen, auf der einen Seite der kalte Universitätsmediziner, nicht am Menschen, sondern nur an der Erkrankung interessiert, mit sicherlich sehr vielen, aber doch nicht immer durchschlagenden Erfolgen, auf der anderen Seite der wohlmeinende, warmherzige, den Menschen als Ganzes wahrnehmende Therapeut, der mit praktisch nebenwirkungsfreien, dafür aber medizinisch-naturwissenschaftlich nicht begründbaren Verfahren dort eingreift, wo Ersterer versagt.

Ein solches Schubladendenken ist kompletter Unsinn und man tut gut daran, sich möglichst schnell davon freizumachen. Sinnvoll für eine vernünftige Einordnung von Therapiemethoden ist es dagegen, nach deren wissenschaftlichen Grundlagen zu fragen (Schaubild S. 44).

Die heute allgemein anerkannten, so genannten konventionellen Methoden der Krebstherapie (wissenschaftliche Medizin) basieren zu einem nicht unerheblichen Teil auf Empirie, also Erfahrungswissen. In der Geschichte der Medizin wurden oft neue Behandlungsverfahren eingeführt, deren naturwissenschaftliche Grundlage zu jenem Zeitpunkt noch nicht bekannt war – man hatte einfach beobachtet, dass bestimmte Dinge wirken und setzte sie daher routinemäßig ein. Früher oder später bemühte man sich dann darum, den Wirkmechanismus zu entschlüsseln und als letzter Schritt vor der allgemeinen Anerkennung musste die Überprüfung in klinischen Studien erfolgen.

Heute ist dieses Erfahrungswissen übrigens durchaus wieder zu Ehren gekommen. Große Pharmafirmen sind dazu übergegangen, mit heilkundigen Menschen in den so genannten Entwicklungs- oder Schwellenländern Kontakt aufzunehmen, um so beispielsweise etwas über wichtige Heilpflanzen zu erfahren. Oft kann man aus einer Pflanze, die etwa ein

Die Pharmaforschung interessiert sich heute auch für Wirksubstanzen exotischer Pflanzen, mit denen die Heiler der Naturvölker ihre Kranken kurieren.

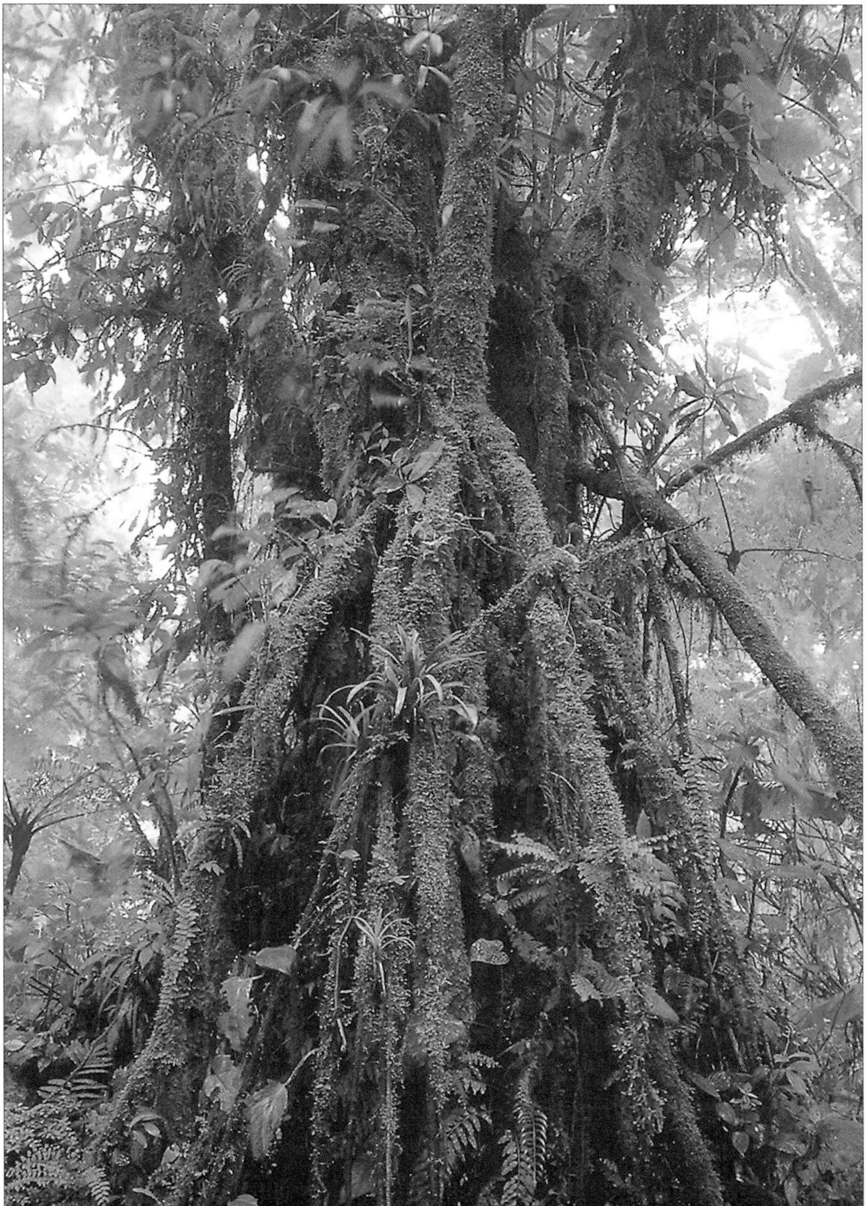

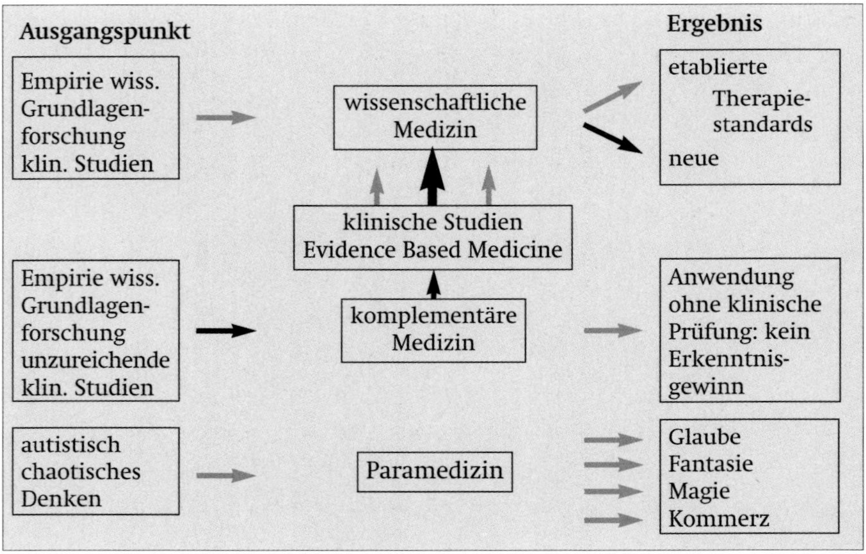

Zur Einordnung von konventionellen, komplementären und paramedizinischen Methoden in der Medizin.

Schamane bei einer bestimmten Erkrankung einsetzt, interessante chemische Wirksubstanzen isolieren, die auch für unsere westliche Medizin von Bedeutung sind; man bezeichnet diese Forschungsrichtung als Ethnopharmakologie.

Neben den konventionellen kennen wir heute auch eine ganze Reihe von komplementären Methoden. Sie ergänzen die Grundtherapie; oft spricht man auch von adjuvanten oder supportiven Therapien. (Hier muss man allerdings darauf hinweisen, dass die Nomenklatur an dieser Stelle noch sehr uneinheitlich und nicht immer konsequent ist.) Auch komplementäre Therapien werden meist aufgrund von Erfahrungswissen eingeführt und auch sie besitzen eine rational nachvollziehbare, naturwissenschaftliche Grundlage. Allerdings steht der Prozess der klinischen Prüfung erst noch am Anfang. Das Dasein als eine komplementäre Therapiemethode ist somit notgedrungen vorübergehend eine Art Durchgangsstufe. Verlaufen die klinischen Prüfungen erfolgreich, muss die Methode in die Reihe konventioneller Therapiemaßnahmen übernommen werden, wo dann letzten Endes neue Therapiestandards entstehen. Bleibt sie ungeprüft oder erfolglos, ist sie den unkonventionellen Methoden zuzuordnen.

In eine letzte Gruppe sind die alternativen oder paramedizinischen Verfahren einzuordnen. Sie basieren weder auf Erfahrungswissen noch auf einer naturwissenschaftlichen Grundlage und sie sind auch nicht klinisch auf ihre Wirksamkeit geprüft, ja, oft sogar überhaupt nicht prüfbar, da sie sich in starkem Gegensatz zur etablierten Medizin befinden. Sie werden dementsprechend auch nicht zur Ergänzung der konventionellen Methoden eingesetzt, sondern stattdessen – hier sei an bestimmte Geistheilungen oder andere Verfahren erinnert, denen zu Recht ein durchaus zweifelhafter Ruf anhängt.

Wo steht nun die Misteltherapie? Sie ist eine der am häufigsten angewandten komplementären Therapiemethoden, mit einem umfangreichen Erfahrungsschatz an Hintergrundwissen, mit einer naturwissenschaftlich-medizinisch nachvollziehbaren Wirkung, aber noch nicht ausreichender klinischer Prüfung. In Anbetracht der inzwischen doch schon sich über mehrere Jahrzehnte hinweg erstreckenden Anwendung von Mistelextrakten in der Krebstherapie erscheint das zunächst erstaunlich. Wie sich zeigen wird, läßt sich das jedoch relativ einfach erklären.

An dieser Stelle seien einige Erläuterungen eingefügt, warum viele Krebspatienten auf Methoden zurückgreifen, die über das Arsenal der so genannten Schulmedizin hinausgehen. Früher gingen Ärzte häufig davon aus, dass sich dahinter ein tiefes Misstrauen, ja sogar eine Ablehnung der wissenschaftlichen Medizin verberge. Eine ganze Reihe von Studien haben diese Befürchtung widerlegt; eine der neuesten Untersuchungen dazu wurde erst Ende 1998 veröffentlicht (Weis et al. 1998).

In dieser Untersuchung wurden 250 Patienten danach befragt, ob sie komplementäre Methoden in Anspruch genommen hatten, wenn ja, aus welchen Gründen und welche Methoden im Besonderen. Nach den Ergebnissen muss man davon ausgehen, dass 60 % aller Tumorpatienten auf solche Therapien zurückgreifen, wahrscheinlich sind es sogar noch mehr.

Wichtig ist aber vor allem, dass nicht Misstrauen gegenüber der Schulmedizin der Auslöser ist, sondern der Wunsch, mehr für sich zu tun, sich selbst stärker in die Gestaltung und den Ablauf der Therapie einzubringen. Vor allem jedoch wollen die Betroffenen etwas für ihr Immunsystem tun (Grafik unten). Wie man nicht zuletzt auch an der wachsenden Zahl zunehmend besser strukturierter Selbsthilfegruppen ablesen kann, hat offensichtlich ein Prozess des Umdenkens stattgefunden; der Patient läßt eine Therapie nicht mehr passiv über sich ergehen, sondern hinterfragt ihre Gestaltung, möchte verstehen, was mit ihm geschieht – ein sicherlich sehr positiv zu wertender Prozess.

Interessant war auch die Rangfolge der einzelnen Therapiemethoden; mit Abstand führt dabei die Misteltherapie (Grafik S. 47), gefolgt von der Anwendung von Vitaminen, Spurenelementen, anderen Immunmodulatoren wie etwa Thymuspeptiden und schließlich Enzymen. Diese Methoden sind gleichfalls naturwissenschaftlich fundiert, durch Erfahrungswissen untermauert, aber klinisch (wenn auch in unterschiedlichem Umfang) nicht genügend fundiert; ein Problem, auf das wir auch im letzten Kapitel noch einmal eingehen müssen.

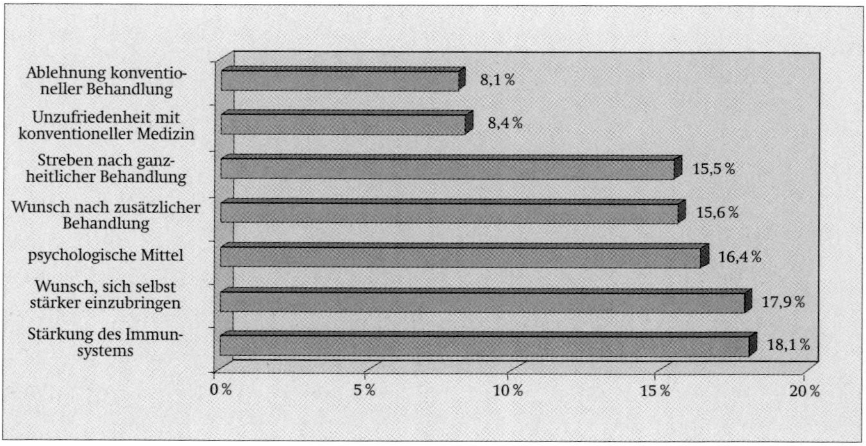

Ursachen für die Inanspruchnahme von komplementären Therapien bei Tumorpatienten. (Einzelheiten siehe Text.)

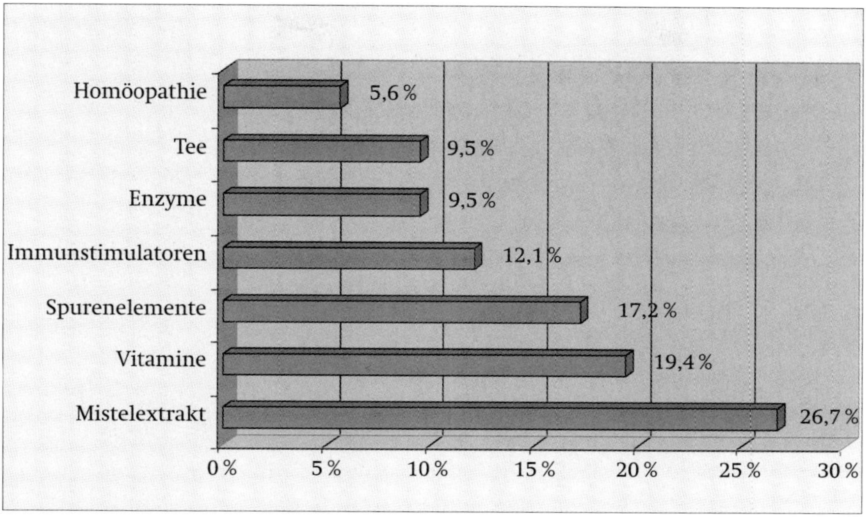

Bevorzugung naturwissenschaftlich-medizinisch begründeter komplementärer Therapiemethoden durch Tumorpatienten. Die Anwendung wässriger Mistelextrakte steht in der Gunst ganz vorn. (Einzelheiten siehe Text.)

Halten wir also fest: Der Krebspatient lehnt keineswegs die wissenschaftliche Medizin ab, doch er möchte mehr tun; verständlich, wie man meinen sollte, bei einer ernsten Erkrankung. Dabei verfällt er jedoch nicht in blinden Aberglauben, sondern bevorzugt Therapiemethoden, die eine gesunde naturwissenschaftliche Basis besitzen, vor allem die Misteltherapie. An dieser Stelle nähern wir uns dem Problem der klinischen Prüfungen und den so genannten besonderen Therapierichtungen. Was verbirgt sich dahinter?

Im Arzneimittelgesetz (AMG) und im Sozialgesetzbuch V (SGB V) sind drei Arten von Therapiekonzepten mit einer gewissen Sonderstellung versehen worden: Die Homöopathie, die Anthroposophie und – aus welchen Gründen auch immer – die Phytotherapie wurden als so genannte besondere Therapierichtungen eingestuft.

Das Spezielle daran ist, dass bei diesen Therapierichtungen der „besonderen Wirkungsweise“ ihrer Arzneimittel Rechnung getragen werden muss. Sie können in ihrer Qualität also nicht entsprechend den Kriterien der normalen Medizin objektiv überprüft werden, sondern vielmehr nur entsprechend ihrem eigenen Denkansatz; man spricht daher auch von einem „Binnenkonsens". Dies trifft streng genommen auf die Homöopathie und die Anthroposophie zu, nicht jedoch (oder nur bedingt) für die Phytotherapie.

Die Homöopathie ist ein durch Samuel Hahnemann (1755–1843) begründetes medikamentöses Therapieprinzip, bei dem Krankheitserscheinungen durch in meist sehr niedriger Dosis eingesetzte Substanzen behandelt werden, die in hoher Konzentration ähnliche Symptome verursachen würden wie die Erkrankung selbst (Ähnlichkeitsprinzip). Die Homöopathie ist unter anderem deshalb sehr umstritten, weil sie oft Dosierungen von Wirkstoffen empfiehlt, die so niedrig sind, dass rein rechnerisch schon kein Wirkstoff mehr enthalten sein kann. Die Diskussionen um das Pro und Kontra zu dieser Therapierichtung sind in letzter Zeit wieder stark aufgeflammt, sind jedoch für unser Thema ohne Belang.

Ganz anders dagegen die Anthroposophie, denn sie ist sicherlich der Ursprung der Misteltherapie. Begründet wurde sie durch Rudolf Steiner (1861–1925), der einen Erkenntnisweg schaffen wollte, um naturwissenschaftlich-anthropologische mit geisteswissenschaftlich anthroposophischen Erkenntnissen zu verbinden. Vor allem die Ärztin Ita Wegmann (1876–1943) hat sich um eine Übertragung von Steiners Gedanken in die Medizin bemüht.

Entscheidend dafür ist das so genannte „anthroposophische Menschenbild". Es schreibt dem Menschen vier Wesensglieder zu, denen auch eine bestimmte Hierarchie zugeordnet ist. Der „physische Leib" als sichtbare Gestalt ist den Gesetzen der Naturwissenschaften unterworfen. Er wiederum ist umgeben vom „Ätherleib", dem Träger der Lebenskraft. Dazu kommt der „Astralleib" als dem Seinsbereich des Bewusstseins, schließlich der – im Organismenreich auf den Menschen beschränkte – „Ich-Leib" für die bewussten Denkvorgänge und die geistige Individualität. Zu Krebserkrankungen, so Steiner, komme es, wenn der Ätherleib den geordneten Zusammenhang mit den übergeordneten Bereichen

Astralleib und Ich-Leib verliere. Das Vorherrschen des Ätherleibes führt dann zu einem unkontrollierten, überschießenden Wachstum, eine Regulation und Differenzierung durch die höheren Bereiche findet nicht mehr statt.

Für Steiner war die Mistel ein Krebsheilmittel, deren Wirkung sich jedoch nicht unabhängig von anthroposophischem Gedankengut verstehen und einsetzen ließ. Sie musste in einem geistigen Zusammenhang mit der Krebserkrankung stehen, um sie heilen zu können. Und so, wie sich eine bösartige Geschwulst der räumlichen und zeitlichen Ordnung des Gesamtorganismus entzieht, so entzieht sich auch die Mistel der pflanzlichen Raumordnung zwischen Erde und Kosmos und der zeitlichen Ordnung.

Damit ist gemeint, dass die Mistel in ihrem Vegetationszyklus gegenüber anderen Pflanzen unserer Breiten verschoben ist: Die Blüten öffnen sich bereits im Februar bis April, also noch im Winter, die Früchte sind erst im folgenden Dezember ausgereift, also nach praktisch allen anderen Pflanzen. Diese Eigenständigkeit der Mistel hat natürlich biologische Gründe. Sie schafft sich damit eine eigene ökologische Nische, denn im Winter, wenn andere Früchte Mangelware sind, greifen Vögel wie etwa Wacholderdrossel oder Mönchsgrasmücke sehr gerne auf das Angebot der Mistel zurück; die Pflanze stellt so ihre Verbreitung sicher.

Für Steiner jedoch emanzipierte sich die Mistel damit morphologisch, also in ihrer Gestalt (gemeint ist ihr kugelig buschiges Wachstum), und zeitlich, chronobiologisch, in eine eigene Zeitordnung. Die Mistel sei also eine „verunglückte“ Pflanze, ein „missratener“ Baum.

An dieser Stelle ist eine klärende Bemerkung angebracht. Für jemanden, der sich nicht mit dem Gedankengut der Anthroposophie auseinandergesetzt hat, sind diese Ausführungen sicher schwer nachvollziehbar, einer naturwissenschaftlichen Überprüfung sind sie nicht zugänglich. Jemand, der diese Denkrichtung vertritt, wird sie dagegen sicherlich für extrem verkürzt, möglicherweise auch falsch halten. Dieses Dilemma kann und soll hier nicht aufgelöst werden. Dies ist auch nicht der Platz, um die Anthroposophie zu erklären oder gar zu werten. Für unsere Betrachtungen ist hier nur wichtig, dass aufgrund dieser Überlegungen 1920 die Mistel in die Krebstherapie eingeführt wurde, unter anthroposophischen Gesichtspunkten. Über viele Jahrzehnte hinweg wurde die Behandlung mit Mistelextrakten im Rahmen der anthroposophischen Medizin durchgeführt, die sich in weiten Bereichen deutlich von der so genannten Schulmedizin unterscheidet. Dies macht klar, warum eine klinische Wirksamkeitsprüfung erst in dem Moment beginnen konnte, in dem die Mistel in die rationale Phytotherapie eingeführt wurde, nämlich zu Beginn der neunziger Jahre. Damit ist aber auch verständlich, warum sich die klinische Prüfung trotz des jahrzehntelangen Einsatzes von Mistelpräparaten erst am Anfang befindet.

Damit bleibt als dritte der besonderen Therapierichtungen noch die Phytotherapie einzuführen. Darunter versteht man die Behandlung von Krankheiten und Befindensstörungen mithilfe von Pflanzen, Pflanzenteilen oder bestimmten Zubereitungen aus Pflanzen. Man spricht zusammengenommen auch von Phytopharmaka, also Arzneimitteln auf pflanzlicher Basis. Mancher Leser wird jetzt vielleicht ungläubig den Kopf schütteln, denn warum sollte man diese Art der Behandlung als eine besondere Therapierichtung einordnen? Schließlich ist doch allgemein bekannt, dass Phytopharmaka die ältesten Arzneimittel überhaupt sind, dass die überwiegende Mehrzahl unserer heutigen Wirksubstanzen entweder aus Pflanzen isoliert oder aus natürlichen Stoffen durch chemisch synthetische Abwandlung erhalten wurden!

Ein klassisches Beispiel ist sicher das altbekannte Aspirin. Weidenrinden-Extrakte wurden in der Volksmedizin schon über viele Jahrhunderte hinweg eingesetzt, um Schmerzen zu bekämpfen. Schließlich isolierte man einen entscheidenden Wirkstoff, die Salicylsäure, lernte dann, ihn chemisch herzustellen und zu verändern und im Jahre 1897 begann schließlich der Siegeszug des Aspirins. Es sollte aber noch etwa 70 Jahre

Auch die Wirksubstanz der Weidenrinde wurde jahrzehntelang erfolgreich gegen rheumatisches Fieber und Schmerzen eingesetzt, ohne dass man wusste, warum das Mittel auf diese Weise wirkte.

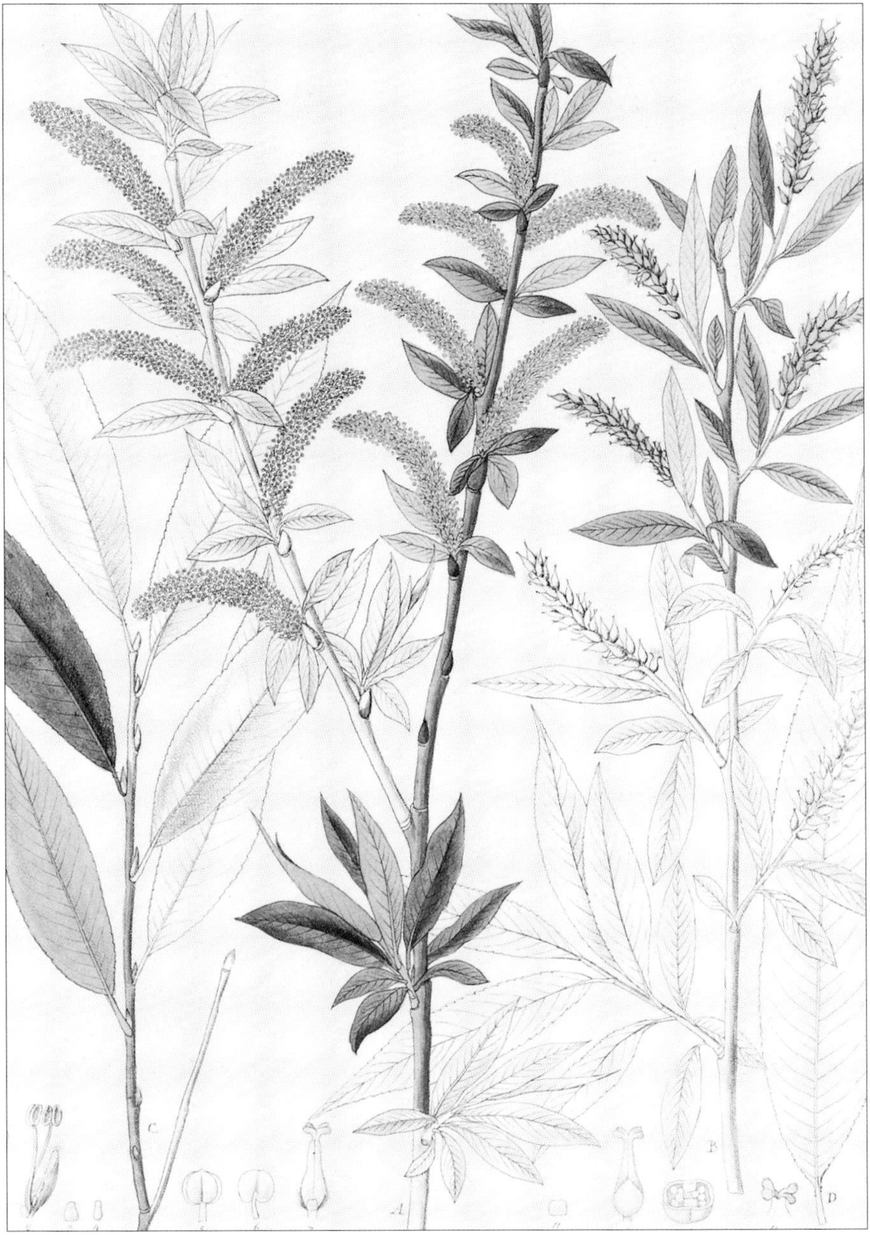

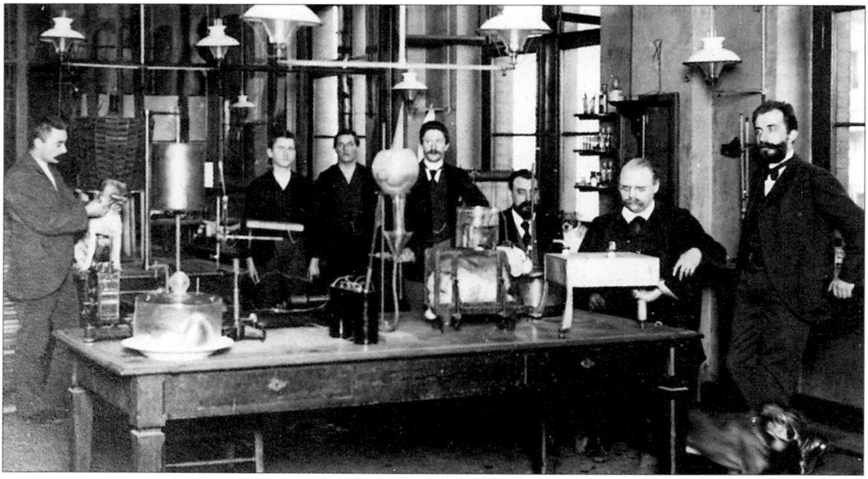

Dem Chemiker Felix Hoffman gelang es 1897, aus der Weidenrinde Acetylsalicylsäure zu gewinnen: Damit war die Wirksubstanz des später unter dem Handelsnamen Aspirin weltberühmten Schmerzmittels „erfunden".

dauern, bis man zu begreifen begann, wie dieser Stoff denn eigentlich wirkt: Erst 1971 fand der englische Pharmakologe John R. Vane heraus, dass Aspirin die Synthese bestimmter Signalstoffe im Körper, der Prostaglandine, hemmt und deswegen den Schmerz lindert, Fieber senkt und Entzündungen bekämpft. Und heute beginnen wir zu ahnen, dass es noch eine ganze Reihe weiterer Wirkmechanismen gibt, die erst noch vollständig aufgeklärt werden müssen.

Der Weg der Pharmazie ging also von einem Extrakt, der eine Vielzahl an Inhaltsstoffen umfasst, hin zur Isolierung einer einzelnen, besonders wirkungsvollen Substanz (Monosubstanz). Diese wurde dann aus Gründen der Wirtschaftlichkeit möglichst chemisch synthetisiert; im Falle des Aspirins war das nicht zuletzt deswegen möglich, weil es sich um eine sehr einfach aufgebaute Substanz handelt.

Für unsere Beschäftigung mit der Mistel führt uns das an zwei Punkten weiter. Zunächst ist die Einordnung der Phytotherapie unter die besonderen Therapierichtungen nicht zuletzt darauf zurückzuführen, dass

Pflanzenextrakte im Gegensatz zu vielen der heute gängigen Arzneimittel Vielstoffgemische sind und nicht einzelne, klar definierte Verbindungen oder Monosubstanzen. Das macht es schwieriger, ihre Qualität und ihre Wirkung sauber und präzise zu vergleichen. Im Allgemeinen haben Phytopharmaka ein breiteres therapeutisches Wirkprofil, sind also bei mehr Erkrankungen anwendbar, und weisen ein engeres Spektrum an Nebenwirkungen auf. Das ist – gerade auch im Zusammenhang mit der Mistel – oft der Anlass gewesen, von einer „sanfteren" Therapie zu sprechen. Dergleichen muss jedoch mit Vorsicht aufgefasst werden, denn, wie wir noch sehen werden, auch Phytopharmaka, auch Mistelextrakte, haben Nebenwirkungen und können unter Umständen sogar völlig unverträglich sein.

Die Ähnlichkeiten zwischen der Misteltherapie und dem Weidenrinden-Extrakt gehen übrigens sehr weit. In beiden Fällen wurden entsprechende Präparate schon jahrzehntelang angewandt, ehe man auch nur in Ansätzen zu verstehen begann, welches Wirkprinzip den beobachteten Erfolgen zugrunde liegt, und inzwischen gibt es Ansätze, auch bei der Mistel das Schwergewicht auf bestimmte Wirksubstanzen zu legen.

Die geschilderten Probleme mit Phytopharmaka lassen sich dadurch zumindest begrenzen, dass man auf eine Wirksubstanz normiert. Was ist damit gemeint? Die Wirkung, die man mit einem pflanzlichen Arzneimittel erzielt, kann häufig auf eine besonders wirksame chemische Verbindung zurückgeführt werden oder unter Umständen auch auf einige wenige. Im Falle der Weidenrinde wäre dies die Salicylsäure gewesen, bei der Mistel handelt es sich um die Mistellektine, vor allem das Mistellektin 1 (ML-1).

Hier muss nun sofort einem möglichen Missverständnis vorgebeugt werden. Phytopharmaka sind, wie bereits dargelegt, Vielstoffgemische. Man versetzt getrocknetes oder auch frisches Pflanzenmaterial beispielsweise mit Wasser oder Alkohol, und die im pflanzlichen Material enthaltenen Stoffe, die in diesen Lösungsmitteln löslich sind, werden aus dem Material herausgelöst; ein (wässriger oder alkoholischer) Extrakt wurde hergestellt. Die Wirkung, die man nach der Einnahme eines solchen Extrakts beobachtet, ist letzten Endes auf diese Substanzen zurückzuführen und es ist die Aufgabe des Pharmakologen, präzise herauszufinden, welche der Substanzen die jeweils wirksame ist (oder die wirksamen sind, falls die Wirkung auf mehrere zurückzuführen ist). Das ist, um es gleich klarzustellen, der Idealfall – bei einer ganzen Reihe von pflanzlichen Arzneimitteln ist man sich noch keineswegs über die Wirksubstanz(en) einig!

Gehen wir jetzt der Einfachheit halber davon aus, dass in unserem Extrakt sich eine einzige chemische Verbindung als (zumindest besonders) wirksam erwiesen hat. Von diesem Moment an wird man bestrebt sein, den Extrakt, also unser Phytopharmakon, in Zukunft so herzustellen, dass der Gehalt an diesem wirksamen Stoff möglichst konstant bleibt. Damit ist dann gewährleistet, dass auch die zu erwartende Wirkung des Arzneimittels immer in etwa gleich ist. (Dabei könnte es durchaus sein, dass die jeweils per Analyse gemessene Substanz nur eine besonders gut zu bestimmende ist, also unter Umständen mit der wirklich wirksamen Substanz gar nichts zu tun hat, außer dass sie stets in einem einigermaßen konstanten Mengenverhältnis zu ihr vorkommt!) Auch ist es denkbar, dass weitere Substanzen wirksamkeitsmitbestimmend sind. All diese mitunter auftretenden Schwierigkeiten haben dazu geführt, dass die Phytotherapie mit unter die besonderen Therapierichtungen eingereiht wurde.

Bei der Mistel hat sich im Zusammenhang mit der Krebstherapie das Interesse stark auf das erwähnte Mistellektin 1 (ML-1) konzentriert. Lektine sind eine Gruppe von Proteinen, also Eiweißverbindungen, die man bei nahezu allen Lebewesen findet, bei Mikroorganismen wie Bakterien ebenso wie bei Pflanzen, Tieren und dementsprechend auch beim Menschen. Sie sind in der Lage, ganz spezifisch bestimmte Zuckerreste zu erkennen und zu binden, wie sie beispielsweise auf den Oberflächen von Zellen vorkommen. Man vermutet daher, dass diese Proteine an der gegenseitigen Erkennung von Zellen beteiligt sein könnten.

Über die Mistellektine weiß man inzwischen recht gut Bescheid. Derzeit kennt man drei dieser Proteine, die man mit ML-1, ML-2 und ML-3 abkürzt. Ende der achtziger Jahre, also nach bereits mehr als 60 Jahren der

– bis dahin weitgehend anthroposophisch ausgerichteten – Misteltherapie, erschienen eine Reihe von wissenschaftlichen Arbeiten, die zeigten, dass zumindest einige der wichtigsten Wirkungen einer Mistelgabe auf das ML-1 zurückzuführen sind.

Wie aber wirkt dieses Protein? Um das zu verstehen, ist es unabdingbar, seine Struktur aufzuklären, denn bei Eiweißen stehen die räumliche Gestalt und die Funktion in einem engen Zusammenhang. Das ML-I besteht aus zwei Untereinheiten, einer schweren B-Kette (34 kDa), die sich an die Membran einer Zielzelle bindet, und der leichteren A-Kette (29 kDa). Die Einheit kDa steht für Kilodalton, eine Einheit, mit der man das Molekulargewicht angibt. Zum Vergleich: Wenn das gesamte Mistellektin aus zwei Untereinheiten mit insgesamt 63 kDa oder 63 000 Dalton besteht, dann entspricht das dem 3500fachen eines Wassermoleküls (H_2O, 18 Da).

Die A-Kette (MLA) besteht aus 254 Aminosäureresten. Sie besitzt keine internen Disulfidbrücken und dürfte wohl in mindestens zwei verschiedenen Formen, einer glykosylierten und einer nicht glykosylierten Form, vorkommen. Das heißt, dass am Proteingerüst selbst noch andere Moleküle gebunden sind, in diesem Fall mehr oder weniger lange Zuckerketten (oder Glykosylreste). Disulfidbrücken sind Verbindungen, die von jeweils zwei Schwefelatomen hergestellt werden

-S-S-

und die entweder zwei verschiedene Moleküle A und B miteinander verbinden können (intermolekulare Disulfidbrücken).

A-S-S-B

oder aber zwei voneinander entfernte Teile ein und desselben Moleküls A (intramolekulare Disulfidbrücken)

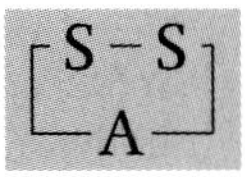

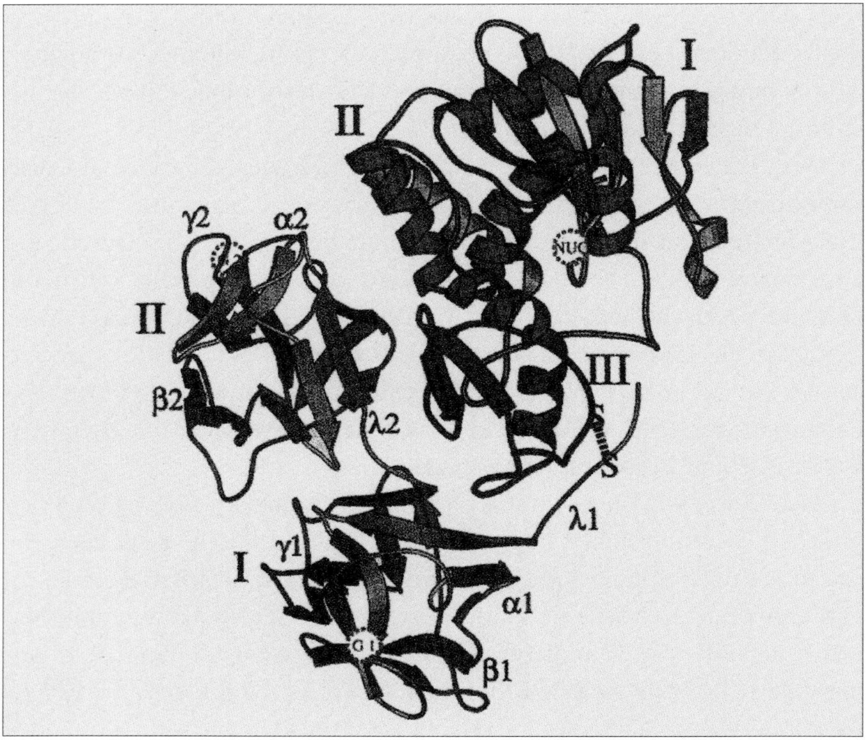

Raumstruktur des Mistellektins ML-1. Links unten die aus zwei Domänen bestehende B-Kette mit den Galaktose bindenden Stellen G1 und G2, rechts oben die aus drei Domänen aufgebaute, enzymatisch als Endonuklease wirkende A-Kette (Nuc: aktives Zentrum). Die beiden Untereinheiten sind über eine Disulfidbrücke miteinander verbunden.

Die größere B-Kette ist aus 264 Aminosäuren aufgebaut, hat drei intramolekulare Disulfidbrücken, ist über eine weitere intermolekulare Disulfidbrücke mit MLA verknüpft und weist drei Glykosylierungsstellen auf.

Diese Glykosylierungsstellen sind Ansatzpunkte für längere Zuckerreste, deren Struktur inzwischen ebenfalls bekannt ist. Diese Kohlenhydratketten sind wahrscheinlich ganz wesentlich für die immunstimulierende Wirkung von ML-I verantwortlich, die wir im nächsten Kapitel noch detailliert besprechen werden. In der Abbildung links ist die räumliche Gestalt des Mistellektin 1 dargestellt, wie sie aus verschiedenen Untersuchungsmethoden erschlossen wurde. Auf die Art und Weise, wie ein solches Molekül auf andere Zellen wirken kann, werden wir noch zurückkommen, ebenso auf die Wirkungen von Mistelextrakten verschiedener Konzentrationen.

Bevor wir uns jedoch mit den klinischen Wirkungen von Mistelextrakten beschäftigen, ist es notwendig, auf die Frage einzugehen, inwieweit denn andere Inhaltsstoffe der Mistel gleichfalls wichtig sind, ob also eine (weitgehende) Konzentration auf das Mistellektin 1 überhaupt so sinnvoll ist. Nun, in mancher Hinsicht ähnelt die Mistel anderen Pflanzen, was ihre Inhaltsstoffe anbelangt, in mancher Hinsicht fällt sie auch wieder deutlich aus dem Rahmen. Dabei werden wir trennen müssen zwischen hochmolekularen Substanzen (wie etwa dem ML-1 mit seinem doch ganz beachtlichen Molekulargewicht) und niedermolekularen Substanzen, die in ihrer Größe eher dem Wasser oder der Acetylsalicylsäure ähneln.

Offensichtlich enthält die Mistel (*Viscum album L.*) keine Alkaloide, somit fehlt eine pharmakologisch bedeutsame niedermolekulare Verbindungsklasse völlig. Die Alkaloide sind eine sehr vielgestaltige Gruppe von Naturstoffen, die sehr viele medizinisch wichtige Vertreter stellt, beispielsweise das Colchicin der Herbstzeitlose (*Colchicum autumnale*), das Nicotin des Tabaks (*Nicotiana tabacum*) oder das Morphin des Schlafmohns (*Papaver somniferum*). Da die Alkaloide häufig für pharmakologische Wirkungen verantwortlich sind, suchte man sie auch in der Mistel; bisher ist aber noch kein sicherer Nachweis geglückt.

Das sonstige Spektrum an Inhaltsstoffen entspricht eher dem anderer höherer Pflanzen, also beispielsweise Flavonoide, Phenylpropanderivate oder diverse Pflanzensäuren. Diese Stoffe, die ebenfalls pharmazeutisch wichtig sein können, finden wir in der Mistel. Gerade die Flavonoide sind mit anderen Substanzen ähnlichen Baues in den letzten Jahren oft diskutiert worden, weil sie Herz-Kreislauf-Erkrankungen vorbeugen; eine gute Begründung also für ein Gläschen Rotwein am Abend. Dazu muss man sie allerdings oral, durch die Nahrung oder ein Getränk, aufnehmen, nicht durch eine Injektion, wie es bei den in der Krebstherapie eingesetzten Mistelpräparaten der Fall ist.

Verschiedene Amine wie Histamin, β-Phenylethylamin oder Tyramin sowie Cholinester wie Acetylcholin sind möglicherweise an der Auslösung der bisweilen zu beobachtenden Hautreaktionen während einer Misteltherapie beteiligt. Bei einer Unterart wurde ein eigenartiges zyklisches Pentapeptid aus fünf Aminosäuren, das Viscumamid gefunden, pharmakologisch jedoch nicht näher charakterisiert. Amine können beispielsweise an der Übertragung von Nervenimpulsen beteiligt sein, sind also sicher eine wichtige Substanzgruppe.

Die hochmolekularen Inhaltsstoffe wurden aufgrund ihrer immunstimulatorischen Eigenschaften genauer untersucht. Die sauren Polysaccharide (langkettige Zuckermoleküle) zeigen in vitro eine aktivierende Wirkung auf das Komplementsystem, einen wichtigen Bestandteil des Immunsystems. Mit Molekulargewichten um 5 kDa und einer aufgrund von jeweils drei Disulfidbrücken sehr dicht gepackten Struktur sind die Viscotoxine pharmakologisch interessant; ihr hoher Gehalt an basischen Aminosäuren (Arginin, Lysin) befähigt diese basischen Proteine zur Bindung an die Erbsubstanz Desoxyribonukleinsäure (DNA). Dies könnte die Art und Weise beeinflussen, wie das Erbprogramm einer Zelle umgesetzt wird.

Wir wollen nicht weiter ins Detail gehen, sondern eine Art Fazit versuchen. Sicherlich hat man bereits eine Vielzahl interessanter und bislang auch noch nicht eingehend genug untersuchter Inhaltsstoffe in der Mistel gefunden. Es steht auch völlig außer Frage, dass man noch weitere finden wird, wenn man diese Pflanze weiter erforscht. Anhand einer ganzen Reihe klinisch medizinisch wichtiger Studien ist sicher, dass den Mistellektinen, und vor allem dem ML-1, eine wichtige Rolle zukommt. Das schließt aber selbstverständlich nicht aus, dass auch andere Inhaltsstoffe eine Wirkung haben oder aber, wie bereits angedeutet, als wirksamkeitsmitbestimmende Substanzen von Bedeutung sind. All das würde dafür sprechen, mit einem Gesamtextrakt zu arbeiten, der auf das Mistellektin normiert ist, also eine konstante Menge ML-1 enthält.

Dieser Begriff verdient eine kurze Klärung. Da Phytotherapeutika eben Vielstoffgemische sind, hat man sie frühzeitig schon standardisiert, das heißt, man hat die Herstellung des Arzneimittels so weit als möglich präzise festgelegt: stets gleiche Pflanzenteile sollten auf die gleiche Art geerntet werden, auf die immer gleiche Art aufbereitet und extrahiert werden, auf die gleiche Art abgefüllt und verpackt werden usw.; man wollte so eine stets einigermaßen gleichbleibende Qualität gewährleisten. Die meisten pflanzlichen Arzneimittel sind heute mehr oder weniger standardisiert.

Normierung ist ein Schritt weiter, hin zur Bestimmung einer Leitsubstanz (die, wie gesagt, nicht unbedingt die Wirksubstanz sein muss!), um eine weitere Verbesserung und Konstanz der Qualität zu erzielen. Diese Leitsubstanz sollte dann im Präparat in stets konstanter Menge vorliegen. Bei der Mistel unterscheidet man also inzwischen Präparate, die als anthroposophisch ausgerichtet eingestuft werden, und solche, die lektinnormiert sind (s. Kapitel 6). Dass man hier meistens von einer Lektinstandardisierung spricht, zeugt von einer nicht sehr sauberen Verwendung der Begriffe, lässt sich aber wohl nicht mehr rückgängig machen.

Dass man bei einem Gesamtextrakt bleibt und nicht beispielsweise das ML-1 isoliert und als Monosubstanz in einem Arzneimittel anbietet, hat neben den dann fehlenden wirksamkeitsmitbestimmenden Substanzen einen weiteren Grund. Damit würde das Arzneimittel nämlich wesentlich teurer, als es sämtliche derzeit erhältlichen Mistelpräparate sind, und zwar wegen der aufwendigen Proteinisolierung. Es gibt also gute Gründe, mit einem lektinnormierten Mistelgesamtextrakt zu arbeiten – und wir werden noch weitere kennen lernen.

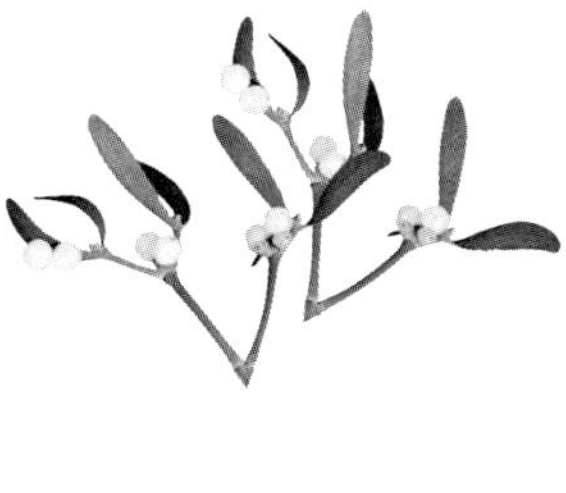

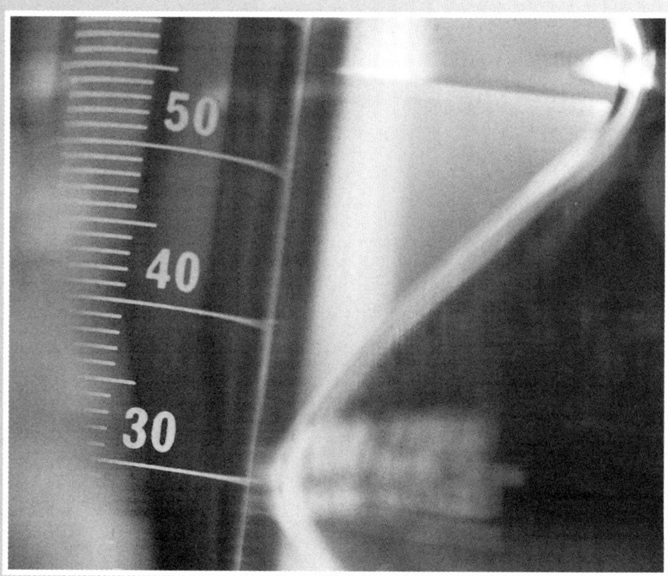
50
40
30

Kapitel 4

Klinische Wirkungen von Mistelextrakten: Immunmodulation und Lebensqualität

Mistelextrakte haben je nach der Konzentration des Mistellektins sehr unterschiedliche Wirkungen. In der Medizin schätzt man heute vorwiegend die Immunstimulation und die Verbesserung der Lebensqualität.

Die Dosis, hat Paracelsus gesagt, macht das Gift. Dies gilt auch für die Mistel, die je nach Konzentration – vor allem eben der Konzentration an Mistellektin – sehr unterschiedliche Wirkungen auszulösen vermag. Nahezu alle heute im Arzneimittelmarkt etablierten Mistelextrakte liegen in einem Konzentrationsbereich, in dem man eine Stimulation des Immunsystems erzielt und eine Verbesserung der Lebensqualität. Steigert man die Dosis an Mistellektin erheblich, erreicht man einen Bereich, in dem dieses Protein zytotoxisch wirkt, indem es den programmierten Zelltod auslöst. Behandeln wir diese Bereiche der Reihe nach, denn ein Verständnis der Wirkmechanismen ist eine unabdingbare Voraussetzung für eine realistische Einschätzung der Stärken, aber auch der Schwächen eines Präparates!

Was können wir von einer Aktivierung des Immunsystems gegen Krebszellen erwarten? Nichts, wenn wir die Krebsbekämpfung allein der Immunabwehr überlassen wollen, andererseits aber doch sehr viel, wenn wir ihre Stärke richtig einschätzen und sie dort zum Einsatz kommen lassen, wo sie tatsächlich etwas zu leisten vermag. Hier genau liegt auch das Dilemma der Misteltherapie: Man hat sie häufig falsch eingesetzt, ihr mehr zugemutet, als sie tatsächlich vermag. Heute wissen wir, dass man zunächst die Tumormasse erheblich verringern muss, ehe eine Misteltherapie zum Einsatz kommen kann.

Schon seit geraumer Zeit ist bekannt, dass unser Immunsystem in seiner Aktivität deutlichen Schwankungen unterliegt. So weiß man beispielsweise, dass chronischer Stress die Zahl an bestimmten Immunzellen verringert, vor allem der so genannten CD8-positiven oder zytotoxischen T-Zellen. Da diese Zellen im Rahmen der Erregerabwehr eine ganz wichtige Rolle haben, ist es nicht besonders erstaunlich, dass ihr Mangel den Körper für Infektionskrankheiten anfälliger macht; es gibt also durchaus eine wissenschaftliche Erklärung für die häufig gemachte Beobachtung, dass man aufgrund von überhöhtem Stress anfälliger wird für bestimmte Krankheiten wie etwa Erkältungen.

Auch aufgrund einer Tumorerkrankung ist das Immunsystem in seiner Aktivität deutlich herabgesetzt; man spricht von einer Immunsuppression. Bedenklich, aber nicht zu vermeiden ist nun die Tatsache, dass die normale Therapie diese Immunsuppression notgedrungen sogar noch verstärkt. Sowohl die Narkose wie auch ein chirurgischer Eingriff selbst vermindern beispielsweise die Zahl an CD4-positiven oder Helfer-T-Zellen. Viele Medikamente, wie sie im Verlauf einer Chemotherapie zum Einsatz kommen, bewirken ebenfalls eine Hemmung der Immunantwort. Und bei einer Strahlentherapie haben wir den gleichen Effekt; die Wirkung einer Bestrahlung liegt ja gerade darin, dass sie Zellen abtötet. Diese Tatsachen sind dem Arzt natürlich bewusst und er wird bestrebt sein, diese ,unangenehmen Begleiterscheinungen so weit als irgend möglich zu mildern, sei es durch die geeignete Wahl der Medikamente oder eine möglichst gezielte Bestrahlung, um weitgehend nur bösartige Zellen abzutöten und gesunde zu schonen. Aber wie viel Mühe er sichauch geben mag, ganz vermeiden lässt sich die Immunsuppression nicht.

Wenn aber sowohl die Krebserkrankung selbst wie auch die notwendige Therapie (operative Entfernung des Tumors, Chemo- und/oder Strahlentherapie) eine Immunsuppression bewirken, dann muss man bemüht sein, dem Immunsystem wieder aufzuhelfen. Zu diesem Zweck stehen dem Arzt einige Substanzen zur Verfügung, die man als Immunmodulatoren oder BRM-Substanzen bezeichnet (nach dem englischen Ausdruck „biological response modifiers").

Hinter diesem Gattungsbegriff Immunmodulatoren verbergen sich eine ganze Reihe zum Teil sehr unterschiedlicher Substanzen. Auch Mistelextrakte wirken immunaktivierend, das heißt aber, dass sie einer Definition (Zänker 1996) zufolge „die Antwort eines Wirts (gemeint ist der Patient) innerhalb eines Tumorgeschehens mit therapeutischem Erfolg erhöhen" müssen; dies kann dadurch geschehen, dass sie die Zahl oder die Aktivität spezifischer Zellen des Immunsystems steigern oder die verstärkte Produktion von entsprechenden Botenstoffen des Immunsystems anregen, die dann selbst wieder eine vermehrte Neubildung von Immunzellen auslösen.

Schon im 2. Kapitel hatten wir die Frage diskutiert, ob und inwieweit das Immunsystem die Entstehung von Krebs beeinflussen kann und wir hatten gesehen, dass nach dem derzeitigen Wissensstand Krebszellen sich nicht so definitiv von normalen Körperzellen unterscheiden, dass man ähnlich wie bei einer Impfung eine spezifische Immunantwort gegen sie hervorrufen kann.

Dennoch ist es aus mehreren Gründen sinnvoll, eine Immunmodulation zu versuchen. Zum einen ist ein Patient mit supprimiertem Immunsystem wesentlich anfälliger für so genannte opportunistische Erreger, also Mikroorganismen, die normalerweise vom Immunsystem problemlos in Schach gehalten werden, jetzt aber, da die Kontrollinstanz sozusagen ausgefallen ist, zu einem echten Problem werden können.

Vor allem jedoch besitzt das Immunsystem eine ganze Reihe von Zellen, die durchaus in der Lage sind, Krebszellen aufzuspüren und zu vernichten. Dazu gehören bestimmte T-Zellen und die natürlichen Killer-(NK-)Zellen. Wie wir sehen werden, können gerade solche Zellen durch ML-1 stimuliert werden, das heißt, sie nehmen sowohl an Menge wie auch an Aktivität zu.

Wenn wir also wissen wollen, ob eine Misteltherapie die immunologische Tumorabwehr beeinflusst, werden wir vor allem überprüfen müssen, ob sich die Menge, aber auch die Aktivität von Monozyten bzw. Makrophagen, natürlichen Killerzellen und bestimmten T-Lymphozyten verändert. Dazu sei an dieser Stelle noch einmal darauf hingewiesen, wie wichtig dabei der Einsatz eines Mistelpräparats mit einer konstanten Menge an Wirksubstanz ist, also vorwiegend ML-1. Nur so war es möglich, intensive klinische Untersuchungen vorzunehmen und statistisch auszuwerten.

Im Kapitel 6 sind die verschiedenen, auch anthroposophisch orientierten Präparate zusammengestellt und einige zusätzliche Informationen dazu aufgeführt. Hier muss letzten Endes jeder Patient mit seinem Arzt gemeinsam darüber entscheiden, welches er anwenden möchte; es ist schon viel erreicht, wenn ein Verständnis dafür geweckt werden kann, dass diese Präparate durchaus unterschiedlich sind. Daher lohnt es sich auch, Vergleiche anzustellen, Vor- und Nachteile abzuwägen. Aus den schon im letzten Kapitel diskutierten Gründen wird hier den lektinstandardisierten Mistelextrakten der Vorzug gegeben, und da gibt es derzeit nur zwei Präparate, von denen nur eines bereits lange genug auf dem Markt ist, um schon auf eine umfangreiche präklinische und klinische Dokumentation bauen zu können. Das Präparat Eurixor® ist im Jahr 1990 eingeführt worden und seither konnte eine Vielzahl an Ergebnissen vor allem an Patientinnen mit Brustkrebs (Mammakarzinom) gewonnen werden, aber auch an Patienten mit anderen Krebserkrankungen (Prostata-Krebs, kolorektales Karzinom, Hirntumoren). Viele dieser Untersuchungen wurden im Institut für Medizinische Mikrobiologie und Hygiene der Universität Köln durch Prof. Josef Beuth durchgeführt.

Dabei zeigte sich, dass sowohl im Tierversuch wie auch bei Krebspatienten die Zahl an immunkompetenten Zellen unter einer lektinstandardisierten Misteltherapie deutlich anstieg. Dies gilt sowohl für die Gesamtlymphozyten als auch besonders für T-Lymphozyten, hier vorwiegend für die T-Helfer-Zellen, und für die natürlichen Killerzellen. Aber auch die Monozyten im Blutkreislauf wurden mehr, ebenso wie die aus ihnen schließlich hervorgehenden verschiedenen Makrophagen (Grafik nächste Seite).

Dass hier dem ML-1 eine wichtige Funktion zukommt, ließ sich aus weiteren Ergebnissen ableiten. Mit biochemischen Isolierungsmethoden kann man nämlich dieses Protein aus einem wässrigen Gesamtextrakt entfernen, um dann festzustellen, dass mit dem an ML-1 verarmten Extrakt keine nennenswerten Wirkungen mehr erzielt werden. Andererseits kann man das ML-1 in mehr oder weniger gereinigter Form einsetzen; so wird es möglich, ML-1 in einer bestimmten Menge mit einem Mistelextrakt zu vergleichen, der die gleiche Menge an ML-1 aufweist. Hier wird man dann praktisch identische Wirkungen beobachten.

Eine letzte wichtige Untersuchung besteht dann darin, eine Dosis-Wirkungsbeziehung aufzustellen; man wird also bestimmen, wie sich die Immunstimulation in Abhängigkeit von der Menge an eingesetztem ML-1 verändert. Dabei kann man eine interessante Feststellung treffen: Es existiert eine Art Dosisfenster, innerhalb dessen eine optimale Immunmodulation mit ML-1 stattfindet, nämlich bei einer Dosierung von etwa 0,5 bis

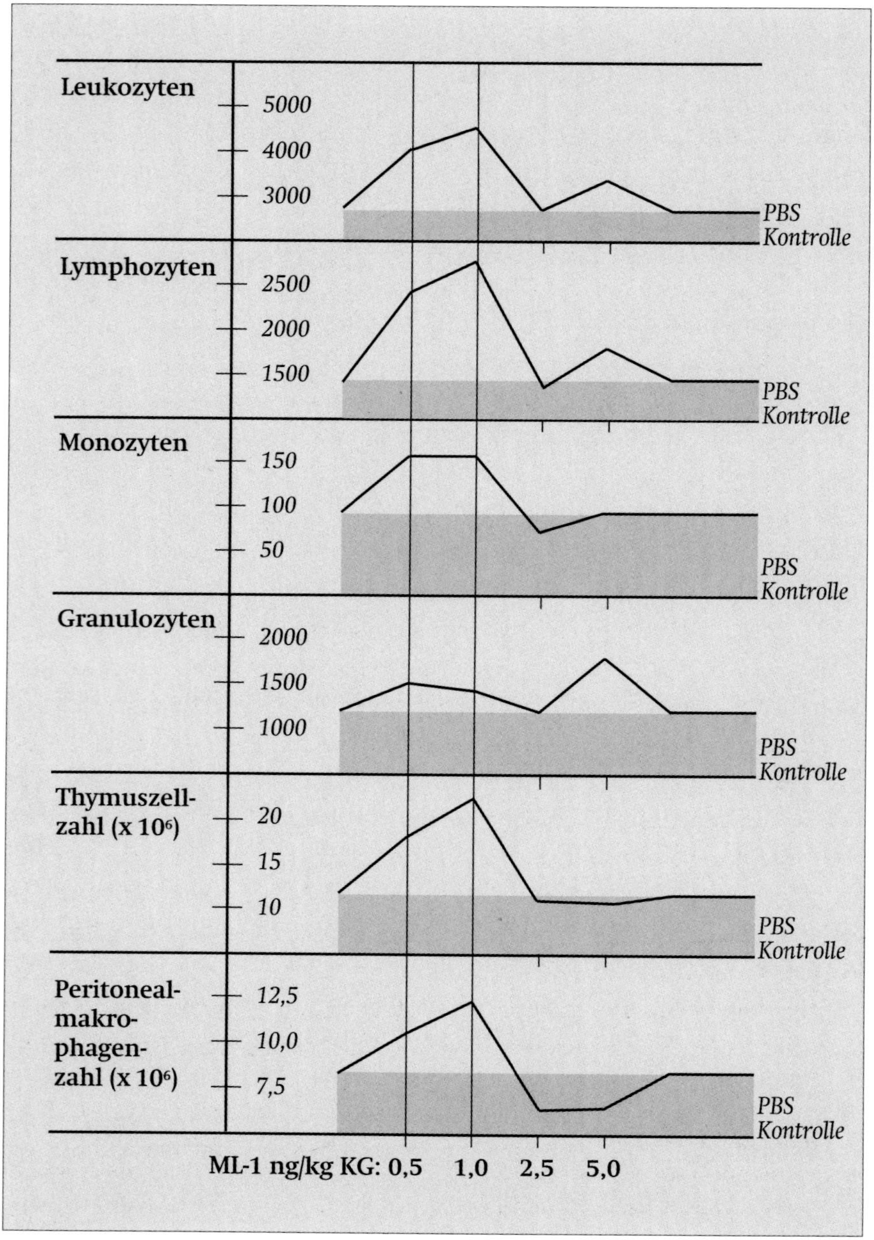
Leukozyten
5000
4000
3000
PBS
Kontrolle
Lymphozyten
2500
2000
1500
PBS
Kontrolle
Monozyten
150
100
50
PBS
Kontrolle
Granulozyten
2000
1500
1000
PBS
Kontrolle
Thymuszell-
zahl (x 10⁶)
20
15
10
PBS
Kontrolle
Peritoneal-
makro-
phagen-
zahl (x 10⁶)
12,5
10,0
7,5
PBS
Kontrolle
ML-1 ng/kg KG: 0,5 1,0 2,5 5,0

1 Nanogramm Mistellektin 1 pro Kilogramm Körpergewicht des Patienten. Bei deutlich höheren Mengen kommt es sogar wieder zu einer Immunsuppression.

Nun darf man sich nicht damit begnügen, eine Steigerung der Zellzahlen zu registrieren, sondern muss auch danach fragen, ob diese Zellen denn tatsächlich aktiv sind, ob sie ihre biologische Funktion erfüllen. Nur in diesem Fall können solche Immunstimulationen klinisch relevante Ergebnisse in einer Therapie liefern. Um diese Frage beantworten zu können, müssen wir mit den Methoden der modernen Molekularbiologie die Oberflächen dieser Zellen erforschen. Wenn eine Körperzelle, in unserem Fall beispielsweise ein Lymphozyt, nämlich eine bestimmte Aufgabe erfüllen muss, so benötigt sie dafür entsprechende Werkzeuge. In der überwiegenden Mehrzahl der Fälle handelt es sich dabei um Proteine, die auf der Zelloberfläche erscheinen und dort dann auch nachgewiesen werden können.

Betrachten wir ein praktisches, für die Misteltherapie relevantes Beispiel. Um sich in ihren Aufgaben aufeinander abzustimmen und um sich gegenseitig Informationen zukommen zu lassen, bilden Immunzellen Signalstoffe, meistens Proteine, die sie in den Körper abgeben. Damit andere Zellen diese Signale verstehen, andererseits aber auch von der Vielzahl weiterer im Körper freigesetzter Botenstoffe, die sie eigentlich „gar nichts angehen“, nicht verwirrt werden, haben sie Rezeptoren ausgebildet. Diese Rezeptoren kann man sich wie Schlösser vorstellen, die nur auf das passende Signalprotein, also den richtigen Schlüssel, reagieren. Der Rezeptor bindet den Signalstoff, die Zelle „versteht“ diese Botschaft und reagiert dann entsprechend.

Einer von vielen dieser Signalstoffe ist beispielsweise das Interleukin 2 (IL-2), das früher etwas anschaulicher als T-Zellwachstumsfaktor bezeich-

Eine ganze Reihe von Untersuchungen zeigten, dass für das ML-1 ein Dosisfenster existiert, das bei etwa 0,5 bis 1 ng ML-1/kg Körpergewicht liegt. Bei höheren Dosierungen verlässt man den Optimumsbereich und gelangt in einen Bereich der Immunsuppression.

net wurde. Es handelt sich dabei um eine wichtige Substanz, die in der Lage ist, T-Zellen zur Vermehrung anzuregen, vorausgesetzt, die Zellen, die auf diesen Stoff mit Wachstum und Vermehrung reagieren sollen, können das IL-2 überhaupt wahrnehmen. Dazu muss der entsprechende Rezeptor, also der Interleukin-2-Rezeptor (IL-2R), auf der Zelloberfläche vorhanden sein. Er gilt daher auch als ein Aktivitätsmarker für T-Zellen.

Dieser Interleukin-2-Rezeptor, nach einer anderen Nomenklatur meist mit CD-25 abgekürzt, lässt sich also nachweisen und wir können nun – ähnlich wie schon mit den erwähnten Immunzellen – überprüfen, ob er nach der Anwendung eines lektinstandardisierten Mistelpräparats vermehrt gebildet wird. Das ist in der Tat der Fall; in einer Studie mit Mammakarzinom-Patientinnen etwa zeigte sich bei optimal immunstimulierenden Dosierungen von ML-1 eine Verdopplung jener Lymphozyten, die diesen Aktivitätsmarker aufwiesen!

Das waren nur einige wenige Beispiele, die zeigen, dass man mithilfe einer lektinstandardisierten Misteltherapie einiges für das Immunsystem eines Krebspatienten tun kann. Wenn wir die in vielen wissenschaftlichen und klinischen Untersuchungen erzielten Ergebnisse kurz zusammenfassen wollen, so ergibt sich folgendes Bild:

- Die Standardisierung wässriger Mistelextrakte auf eine zumindest sehr wichtige Wirksubstanz, das Mistellektin 1, hat die Bedeutung dieses Proteins für die Immunmodulation deutlich gemacht und z. B. die Aufnahme einer Dosis-Wirkungsbeziehung ermöglicht.
- Sowohl in Reagenzglasversuchen mit einzelnen Zellen, in Tierversuchen als auch in klinischen Untersuchungen an Krebspatienten zeigen sich stets dieselben Wirkungen; sie sind also reproduzierbar.
- Seit 1990 mit dem Präparat Eurixor® das erste auf den Gehalt an ML-1 standardisierte Mistelpräparat auf den Markt kam, konnten eine Reihe klinischer Untersuchungen an Patienten mit verschiedenen Tumorarten durchgeführt werden (z. B. Brustkrebs, kolorektale Karzinome, Hirntumoren), die sowohl die Aktivierung des Immunsystems wie auch eine Verbesserung der Lebensqualität klar belegen.

Damit wurde bereits eine Wirkung der Misteltherapie vorweggenommen, die es noch zu belegen gilt. Seit Mistelextrakte in der Behandlung von Krebs angewandt werden, hat man immer wieder eine Beobachtung gemacht, die selbst von den größten Skeptikern nicht bestritten wurde: Patienten unter einer Misteltherapie fühlten sich deutlich besser als jene ohne eine solche, mit ansonsten aber identischer Behandlung. Die Misteltherapie schien also die Lebensqualität zu verbessern, wenn auch nicht klar war, auf welche Weise das geschehen könnte.

Um der Ursache auf den Grund zu gehen, waren wieder klinische Studien mit einem lektinstandardisierten Präparat (Eurixor®) notwendig. Sie

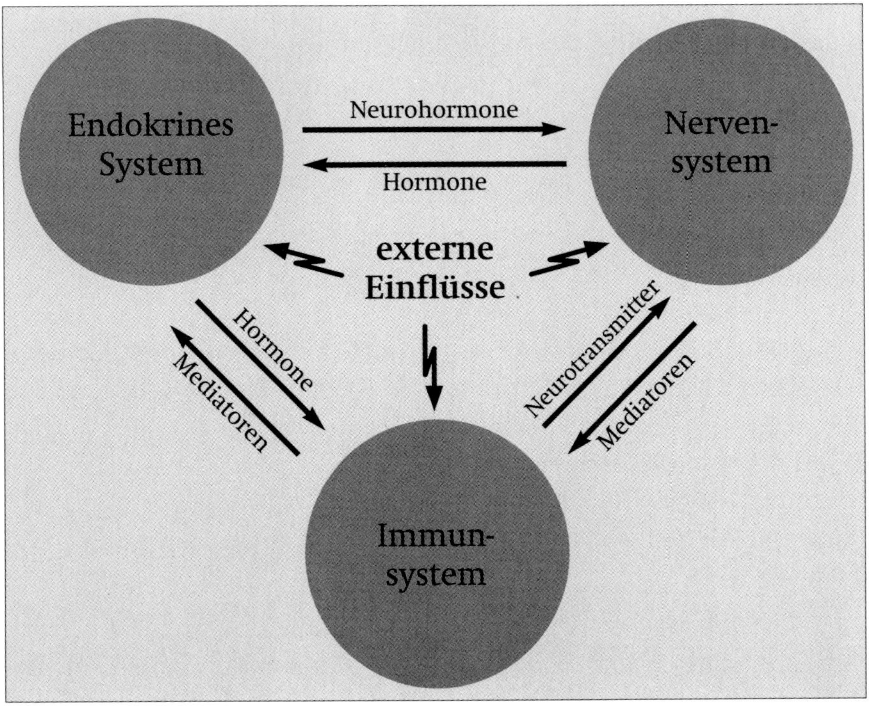

Wechselwirkungen zwischen dem Hormon-, Immun- und Nervensystem. Alle drei Organsysteme können sowohl auf Signale aus der Außenwelt reagieren wie auch auf Signalstoffe der beiden Partner.

wurden im Wesentlichen von Dr. Bernd-Michael Heiny vom Onkologischen Schwerpunkt Kaltenbrunn bei Gmund, Tegernsee, durchgeführt. Dabei zeigte es sich, dass das Mistellektin 1 in ein komplexes Netzwerk im menschlichen Körper eingreift, dessen ganzen Umfang die Wissenschaft eben erst zu erahnen beginnt. Wir wissen heute, dass drei wichtige Organsysteme miteinander eng verzahnt sind, die man bisher für völlig eigenständig gehalten hatte: das Nerven-, das Hormon- und das Immunsystem. Folgerichtig beginnt sich derzeit eine neue Wissenschaftsdisziplin zu entwickeln, die man mit einem erschreckenden Wortungetüm als Psychoneuroimmunologie bezeichnet. Was verbirgt sich dahinter?

Die altbekannte Erfahrungstatsache, dass Stress anfälliger für Erkrankungen macht, hatten wir schon angesprochen. Sie ist über lange Zeit hinweg als absurd oder bestenfalls zufällig abgetan worden, in Wirklichkeit aber liegt ihr ein einleuchtendes Prinzip zugrunde. Wenn wir mit dem Nervensystem, letztlich also unseren Sinnen, eine Gefahr wahrnehmen, wenn unsere Immunzellen während ihrer Reise durch unseren Körper auf eingedrungene Mikroorganismen treffen, wenn Stress unser Hormonsystem aufputscht, dann werden in allen drei Fällen physiologische Reaktionen in unserem Organismus ausgelöst, die sich bis zu einem gewissen Grad ähneln (Grafik S. 69).

Eine Art Alarmzustand wird ausgelöst, Bedrohungen mobilisieren unsere Abwehr. Nun liegt es eigentlich auf der Hand, dass die Informationen über diese Bedrohungen, wie auch immer sie letztlich aussehen mögen, allen wichtigen Organsystemen zugänglich sein müssen. Inzwischen wissen wir, dass dies wirklich der Fall ist: Signalstoffe beispielsweise aus dem Nervensystem können auch vom Immunsystem verstanden werden und umgekehrt.

Mancher mag jetzt einwenden, das sei doch eigentlich so einleuchtend, dass man es schon lange hätte wissen können. Die Medizingeschichte ging jedoch einen anderen Weg. An ihrem Anfang standen die Anatomen der Renaissance, die es erstmals wagten, den Körper zu zergliedern, und in ihrem Bemühen, die Funktion einzelner Organe zu verstehen, musste man diese zunächst getrennt vom Rest untersuchen.

Manche dieser Organe waren in ihrer Bedeutung sehr schnell durchschaut, etwa das Herz oder die Lungen, doch wozu dienten der Thymus, die Milz, welche Aufgabe hatten jene unscheinbaren kleinen Gebilde wie die Hirnanhangsdrüse? Wofür waren die Nebennieren gut? Hier musste man abwarten, bis der Wissenschaft feinere Untersuchungsmethoden zur Verfügung standen als Skalpell und Knochensäge.

Heute haben wir entsprechende Techniken zur Verfügung, und so können wir nachweisen, dass beispielsweise Signalstoffe des Nervensystems von Rezeptoren auf Immunzellen gebunden werden und so Nachrichten an ein anderes Organsystem vermitteln können. Genau hier greift auch wieder unser ML-1 ein: Infolge seiner Anwendung wird im Körper das so genannte β-Endorphin freigesetzt. Dieser ein wenig seltsam anmutende Name ist aus endogene Morphine zusammengezogen. Das ist eine Sammelbezeichnung für eine Gruppe von Peptide, die im Nervensystem gebildet werden und eine sehr starke schmerzlindernde Potenz haben, ähnlich dem Morphin selbst. Im Gegensatz zu dieser Verbindung erzeugen jedoch die vom Körper selbst hergestellten Endorphine keine Sucht, sind also völlig harmlos – und dennoch wirkungsvoll!

Man weiß heute, dass viele Neuropeptide, also vom Nervensystem gebildete Signalsubstanzen, die Funktion des Immunsystems beeinflussen und umgekehrt. Interessanterweise wird das β-Endorphin aber nicht nur von Zellen des Nervensystems wie etwa der Hirnanhangsdrüse synthetisiert, sondern beispielsweise auch von Lymphozyten im peripheren Blut. Sie sind es vermutlich, die durch das ML-1 – auf einem noch völlig unbekannten Weg – zur Endorphinfreisetzung angeregt werden. Wenn sich dieses β-Endorphin an Opiatrezeptoren bindet, löst es euphorische Zustände aus und beeinflusst auch die Schmerzempfindung.

Somit findet mit dieser „Stimmungsaufhellung“, besser als eine „Erhöhung der gesundheitsbezogenen Lebensqualität“ bezeichnet, eine seit langem bekannte Erfahrungstatsache aus der Misteltherapie heute eine biochemisch nachvollziehbare Begründung: Freisetzung des körpereigenen Schmerzmittels und Nervenbotenstoffs β-Endorphin. Sicherlich bleibt hier noch viel Forschungsarbeit zu leisten, um etwa herauszufinden, auf welche Weise das ML-1 die Ausschüttung dieser Substanz auslöst, welche Regelprozesse dabei in Gang gesetzt werden und ob man diesen Prozess eventuell noch steuern kann. Dennoch liegt nun eine einsichtige Begründung für die Verbesserung der Lebensqualität unter einer Misteltherapie vor (Grafik rechts).

Der Begriff „Lebensqualität" gehört sicherlich zu jenen, die in den letzten Jahren Karriere gemacht haben und die ein wenig genauer zu betrachten sich lohnt; zudem können wir dabei beispielhaft auch einen Einblick in den Ablauf klinischer Studien gewinnen. 1997 erschien eine interessante Publikation einer Gruppe amerikanischer Neurologen vom Memorial Sloan Kettering Cancer Center in New York. Sie hatten sich die Mühe gemacht, sämtliche Phase-II- und Phase-III-Studien durchzuforsten, die in einer Reihe angesehener medizinischer Fachzeitschriften in den Jahren 1980, 1985, 1990 und 1995 erschienen waren, insgesamt immerhin 827 Stück. Während nun in diesem Zeitraum die Zahl jener Studien, die auch den Allgemeinzustand der Patienten berücksichtigten, von 15 % auf 56 % anstieg, wurde nur höchst selten nach der Lebensqualität gefragt; hier wuchs der Anteil von 0 auf nur 3 %. Dabei entsprachen wiederum nur vier von 13 Studien unseren heutigen Kriterien bei der Definition dieses Begriffs! Heute beginnt sich das zunehmend zu verbessern; die Lebensqualität des Patienten ist heute für den Arzt ein wichtiger Parameter.

In einer prospektiv randomisierten klinischen Studie mit Mammakarzinom-Patientinnen konnte gezeigt werden, dass ein Zusammenhang besteht zwischen zellulären immunologischen Parametern und der Höhe der β-Endorphin-Menge im Blutplasma. In die Studie wurden 47 Frauen im Alter von 32 bis 56 Jahren aufgenommen. Für eine solche klinische Prüfung formuliert man Ein- und Ausschlusskriterien, das heißt, die Patienten müssen, um sinnvolle Ergebnisse zu erhalten, bestimmte Eigenschaften aufweisen.

So schrieben die Einschlusskriterien vor, in welchem Zustand sich die Patienten befinden sollten, welche Tumorstadien sie aufwiesen, ob sie Fernmetastasen hatten oder ob der Tumor hormonabhängig war. Zu den Ausschlusskriterien zählten beispielsweise eine Vorbehandlung mit

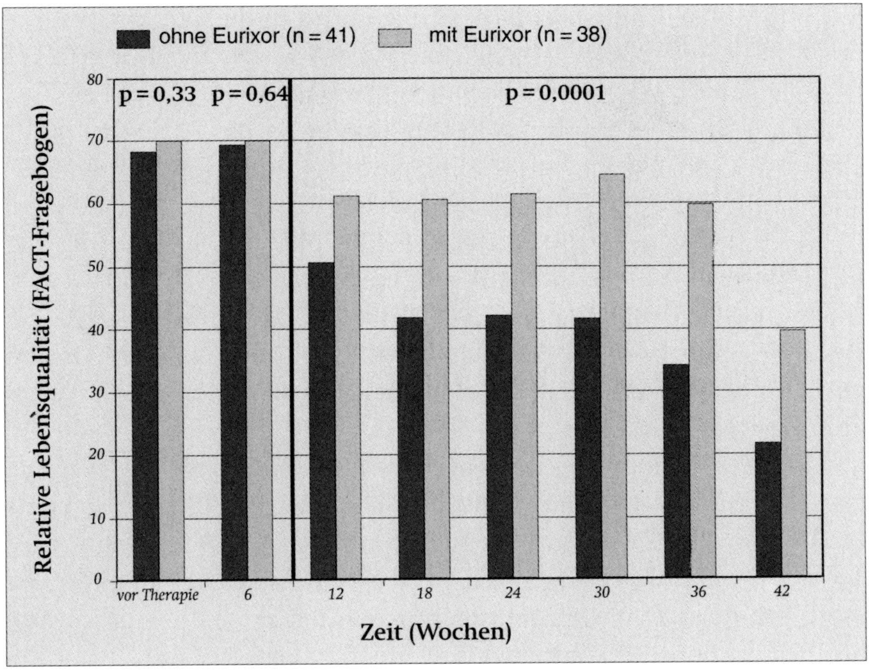

Die Verbesserung der Lebensqualität unter einer lektinnormierten Misteltherapie, wie sie Dr. B.-M. Heiny in einer Studie an Patienten mit kolorektalem Karzinom nachweisen konnte (Heiny u. Albrecht 1997). Ab einem Vorlaufszeitraum von etwa acht bis zehn Wochen ist die Lebensqualität der Patienten mit Misteltherapie (hier bestimmt anhand eines psychometrischen Fragebogens) deutlich höher als in der Kontrollgruppe.

Mistelpräparaten, eine Hormonbehandlung oder außergewöhnliche Stresssituationen wie der Tod eines Familienmitglieds oder der Zustand unmittelbar nach einer Operation. Der Nachweis des β-Endorphins erfolgte mithilfe empfindlicher immunologischer Testverfahren.

Im Rahmen der Studie erhielten die Patientinnen das auf ML-1 normierte Mistelpräparat Eurixor® zweimal pro Woche subkutan, also unter die Haut, normalerweise unter die Bauchdecke, im Abstand von mindestens 72 Stunden. Nach je acht Wochen Therapie wurde eine Pause von vier Wochen eingeschoben, ehe die Behandlung erneut begann. Pro Injektion wurden 0,5 bis 1 ng ML-1 pro kg Körpergewicht verabreicht. Die Bestimmung des β-Endorphins erfolgte aus venösem Blut, das jeweils vor der Behandlung, nach zwölf sowie 24 Wochen entnommen wurde.

Mit diesen Untersuchungen konnte gezeigt werden, dass eine klare, statistisch signifikante Korrelation besteht zwischen der Applikation von ML-1-normiertem Mistelextrakt (Eurixor®) und der Veränderung bestimmter immunologischer Parameter. Dies gilt beispielsweise für das CD25-Antigen, also den Interleukin-2-Rezeptor auf aktivierten B- und T-Zellen sowie Makrophagen, das HLA-DR-Antigen als weiteren T-Zell-Aktivierungsmarker sowie die NK-Zellaktivität. Diese Veränderungen wiederum korrelieren positiv mit der Höhe der jeweils gemessenen β-Endorphin-Plasmaspiegel.

Auf diese Zusammenhänge hatten zwar schon frühere Untersuchungen hingewiesen, doch war damit der statistisch signifikante Nachweis im Rahmen einer klinischen Studie erfolgt. Besonders interessant ist dabei die Tatsache, dass sich ein scheinbar schwer fassbarer Parameter wie die Lebensqualität mit einem objektiv bestimmbaren Laborparameter, nämlich der Konzentration eines Neuropeptids, koppeln lässt.

Welchen Vorteil aber hat die ML-1-induzierte Endorphinfreisetzung; wäre es nicht sogar einfacher, Endorphin-Analoga zu verabreichen statt die Freisetzung mit ML-1 zu stimulieren? Seit man die so genannten endogenen Opiate entdeckt hat, wurde genau dies versucht. Ihr Vorteil gegenüber Verbindungen wie dem Morphin liegt bei vergleichbarer analgetischer Wirkung in der Tatsache, dass die physiologischen Stoffe nicht süchtig machen. Natürlich hoffte man, aus dem Bauplan der endogenen Opiate neue und wirksamere Analgetika ableiten zu können, doch diese Hoffnung hat sich bislang nicht erfüllt.

Die Endorphine werden im Körper nach ihrer Freisetzung rasch durch Enzyme inaktiviert und abgebaut, was ihre Wirkung zeitlich und örtlich begrenzt. Verhindert man dies, indem man die Molekülstruktur abwandelt, treten vermehrt wieder die bekannten Nachteile der Opiate hervor: Suchtpotential und Atemdepression. Durch bestimmte Applikationsarten wird versucht, diese Einschränkungen zu umgehen; so kann man die

Präparate bei der Behandlung schwerer Schmerzzustände beispielsweise mit einem Katheter direkt an die Nervenzellen im Rückenmark heranbringen. Dort hemmen sie die Schmerzweiterleitung, ohne die im Hirnstamm gelegenen Neuronen zu erreichen, die Wachheit und Atmung steuern. Dennoch bleiben solche Technikennatürlich äußerst problematisch in der Anwendung, sie können allenfalls in einer Klinik durchgeführt werden.

Die Freisetzung des β-Endorphins über das ML-1 ist dagegen mit einer einfachen Injektion erreichbar, wie sie nach einer Einweisung durch den Arzt von jedem Patienten im Verlauf der Tumornachsorge selbstständig durchgeführt werden kann, ähnlich wie bei einer Insulin-Injektion. Das Problem der schnellen Zersetzung wird dadurch umgangen, dass bei einer routinemäßigen adjuvanten Misteltherapie zwei Injektionen pro Woche erfolgen, somit die Freisetzung des β-Endorphins immer wieder von neuem angeregt wird.

Nachdem bereits eine ganze Reihe von Hinweisen aus in-vivo- und in-vitro-Untersuchungen vorliegen, die eine immunmodulierende Kapazität des galaktosidspezifischen Mistellektins I (ML-1) belegen, sollten weitere Beweise in prospektiv randomisierten klinischen Studien gesammelt werden. Zu diesen Studien gehört auch eine Untersuchung von Frau Dr. Doris Lenartz, die an Patienten der Neurochirurgischen Abteilung der Städtischen Kliniken Köln durchgeführt wurde. Diese Patienten litten an primären Hirntumoren (Gliomen), also schweren Erkrankungen mit einer je nach Tumorstadium eher ungünstigen Prognose.

Drei Fragestellungen sollten beantwortet werden: 1. Löst die übliche Tumortherapie eine Immunsuppression aus? 2. Hat ML-1 eine immunprotektive Wirkung? 3. Hat die Immunmodulation Auswirkungen auf die Lebensqualität?

In die Studie waren zunächst 35 Patienten eingeschlossen (15 Frauen, 20 Männer, Durchschnittsalter 52 Jahre), bei denen man Gliome der Stufe III oder IV diagnostiziert hatte. Im Verlauf der Studie (Januar 1994 bis Dezember 1995) konnten 26 der Fälle vollständig ausgewertet werden, neun fielen heraus. Alle Patienten wurden mikroneurochirurgisch behandelt, erhielten Dexamethason und eine Strahlentherapie. Dann wurden sie in zwei Gruppen eingeteilt, 18 als Verum-, 17 als Kontrollgruppe.

Die Dosierung des lektinstandardisierten Mistelextrakts (Eurixor®) erfolgte gemäß früheren Dosisfindungsstudien in der für die Immunmodulation optimalen Menge von 1 ng ML-1 pro kg Körpergewicht. Die subkutanen Injektionen wurden zweimal pro Woche ab dem ersten Tag nach dem neurochirurgischen Eingriff über einen Zeitraum von drei Monaten hinweg durchgeführt.

Die Ergebnisse waren höchst interessant. Die Zahl der Lymphozyten ist vor allem im peripheren Blut deutlich erniedrigt, wobei sich besonders bei den verschiedenen Klassen der T-Zellen eine Verminderung nachweisen lässt. Granulozyten und Monozyten sind dagegen nicht davon betroffen. Bei der Kontrollgruppe zeigte sich im Verlauf von drei bis sechs Monaten eine Erholung des Immunsystems zu präoperativen Werten. Anders bei der Verum-Gruppe: Bei optimaler Immunmodulation durch ML-1 findet man bereits nach drei Monaten eine statistisch signifikante Erhöhung in der Zahl der T-Zellen (CD3+, CD4+, CD8+) und in bestimmten Aktivitätsmarkern (CD25+, HLA-DR).

Mithilfe eines Fragebogens wurde darüber hinaus der Spitzer-Index als ein Maß für die Lebensqualität bestimmt. In der Verum-Gruppe lag er 24 Wochen nach Operation (in Korrelation mit den Immunparametern) wesentlich höher als in der Kontrollgruppe. Somit wurde sowohl die durch eine Tumortherapie hervorgerufene Immunsuppression aufgehoben als auch die Lebensqualität der Tumorpatienten positiv beeinflusst.

In diesen beiden Studien stimmte ein Ergebnis erstaunlich gut überein, womit niemand gerechnet hatte: Die Verbesserung der Lebensqualität unterscheidet sich nach etwa acht bis zehn Wochen deutlich von der der Kontrollgruppe. Das ist ein schlagendes Argument gegen die oft geäußerte Vermutung, eine Misteltherapie wirke eigentlich nur dadurch, dass der Arzt sich mehr um den Patienten kümmere, sei also entweder nur ein Placebo oder eine Art „Psychopharmakon" – die „Droge Arzt" sozusagen. Dann müsste diese Besserung aber sofort einsetzen und dürfte sich nicht erst langsam entwickeln!

Bei den bisher besprochenen Wirkungen setzt die Misteltherapie am Immunsystem an, niemals jedoch direkt am Tumor selbst. Nun gab (und gibt) es jedoch immer wieder auch Stimmen, die eine Misteltherapie als alternative Tumortherapie propagieren, d. h. einen direkten Angriff auf die bösartigen Zellen für möglich halten. Gibt es Hinweise darauf, dass dies wirklich möglich ist?

Immer wieder wurde über einzelne Tumorrückbildungen berichtet, nachdem Mistelextrakte direkt in die Geschwulst injiziert worden waren. Für diese Beobachtungen gibt es inzwischen ebenfalls eine wissenschaftlich nachvollziehbare Begründung. In sehr hoher Dosierung, also in Mengen, die um viele Zehnerpotenzen über jenen zur Immunmodulation und Endorphin-Freisetzung liegen, kann das Mistellektin 1 (und wahrscheinlich sind auch andere Inhaltsstoffe der Mistel dazu in der Lage!) Tumorzellen zerstören.

Um das zu verstehen, muss man wissen, dass das ML-1 aus zwei Protein-Untereinheiten besteht, die man auch als A- und B-Kette bezeichnet. Die B-Kette ist in der Lage, sich an eine Zelle zu binden und die A-Kette ähnlich einem trojanischen Pferd in das Zellinnere einzuschleusen. Im Innern der Zielzelle bringt die A-Kette wichtige biochemische Prozesse zum Erliegen, beispielsweise die Biosynthese von Proteinen. Diese Störungen sind so massiv, dass sie eine Art Selbstmordprogramm auslösen; die betroffene Zelle bringt sich gezielt um.

Diesen Vorgang des so genannten programmierten Zelltodes kennen wir bereits von einer ganzen Reihe anderer Krebsmedikamente. Dass man dennoch das ML-1 in hoher Dosierung dafür (noch?) nicht einsetzt, liegt zum einen daran, dass diese Abtötung von Krebszellen durch Mistellektin noch nicht gut genug erforscht ist. Die dazu bisher vorliegenden Resultate wurden vornehmlich an Einzelzellen gewonnen; klinische Erfahrungen hat man damit noch nicht.

Außerdem gibt es aber auch noch ein anderes Hindernis. Eine präzise Unterscheidung zwischen einer normalen und einer Krebszelle findet nämlich nicht statt, anders ausgedrückt: In den dazu notwendigen hohen Konzentrationen ist das Mistellektin auch für normale Körperzellen

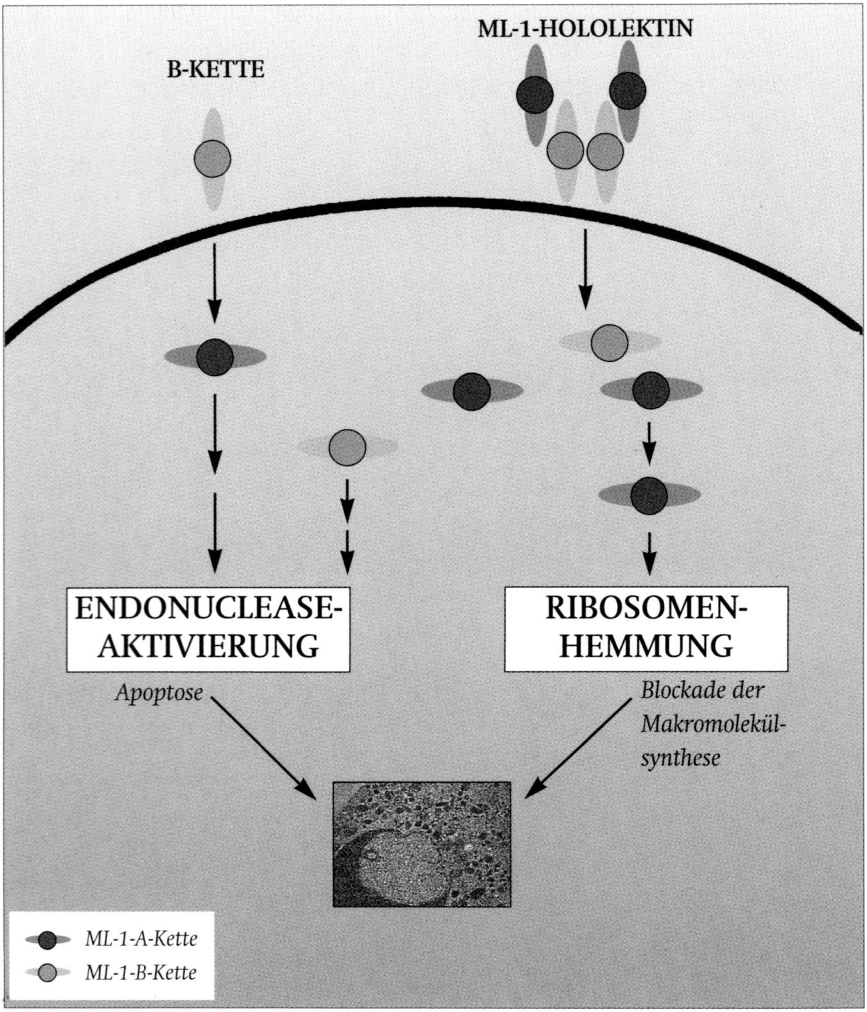

Schematische Darstellung der Reaktionswege, die zu einer ML-1-induzierten Apoptose führen. Die B-Kette (MLB) des Lektins bindet sich an die Zellmembran und ermöglicht der zytotoxischen A-Kette den Durchtritt in das Zellinnere. Durch Hemmung der Proteinsynthese löst sie dort eine Apoptose aus. Inwieweit die B-Kette selbst ebenfalls zytotoxisch wirken kann, wird derzeit noch erforscht. (Verändert nach Büssing 1996)

giftig. Vielleicht gelingt es in absehbarer Zukunft, mit molekularbiologischen Methoden das Mistellektin derart zu verändern, dass es gezielt Tumorzellen angreift und vernichtet. Im Moment ist das jedoch noch reine Zukunftsmusik.

Die Misteltherapie sollte also derzeit zur Immunmodulation und zur Verbesserung der Lebensqualität eingesetzt werden, andere Ansätze sind erst in der Phase der Entwicklung. Damit sei aber noch einmal darauf hingewiesen, dass die Gabe von Mistelpräparaten andere, „konventionelle" Tumortherapien nicht ersetzen, sondern nur ergänzen kann! Und auch über Sinn und Unsinn der Immunmodulation müssen noch einige Anmerkungen gemacht werden. Je mehr wir über das Zusammenspiel von Immun-, Nerven- und Hormonsystem erfahren, je weitreichender unser Einblick in das komplexe Netzwerk aus Regulationsmechanismen wird, desto vorsichtiger sollte man bei Eingriffen ins Immunsystem sein. Diese Folgerung ergibt sich auch aus ganz anderen umfassenden klinischen Studien zum Beispiel zur Anwendung von Zytokinen, einer ebenfalls intensiv erforschten Gruppe von Immunbotenstoffen.

Je komplexer das Netzwerk, desto folgenreicher unsere Eingriffe – und dabei kann es durchaus auch zu Folgen kommen, die weder zunächst absehbar waren noch erwünscht sind, bis hin zu einer Immunsuppression, die man ja eben beheben wollte!

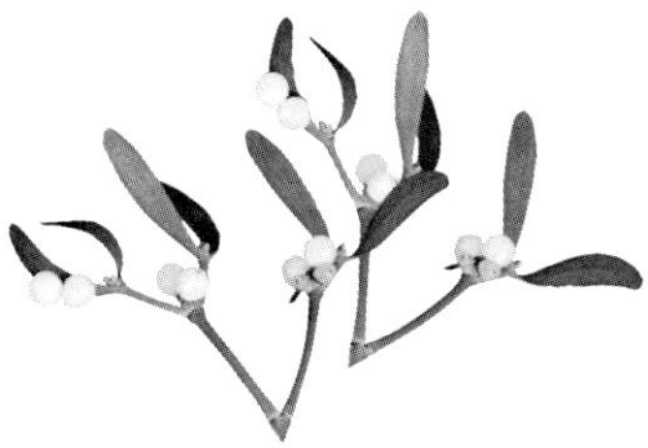

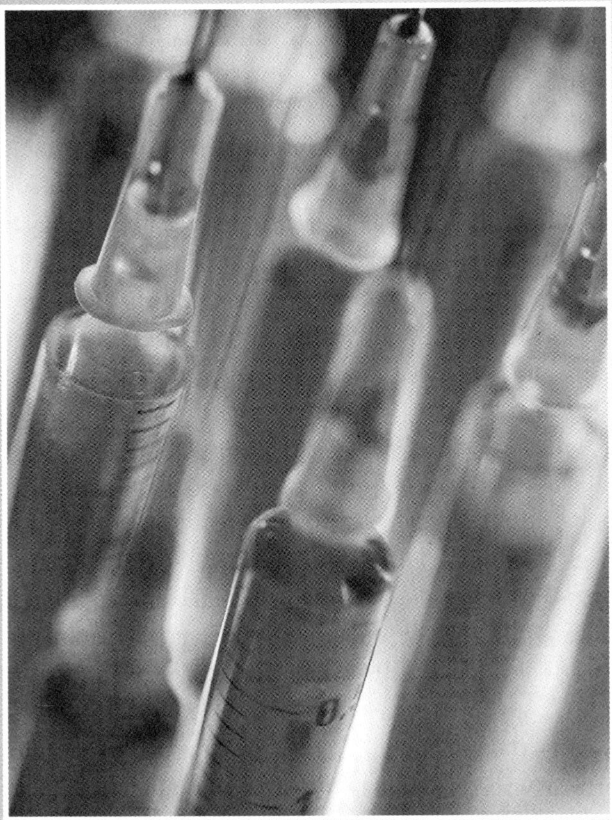

Kapitel 5

Die Misteltherapie in der Praxis: Durchführung, Nebenwirkungen, Kontraindikationen

Normalerweise ist die Misteltherapie eine einfach durchzuführende Therapie, die keine unangenehmen Begleiterscheinungen hat. Dennoch gibt es einige Dinge zu beachten.

Wie wird nun eine Misteltherapie in der Praxis ablaufen, worauf hat sich der Patient einzustellen? Wie in der bisherigen Diskussion bietet sich hier eine Beschränkung auf ein lektinstandardisiertes Präparat wie das Eurixor® an, da die Anwendung im Rahmen einer anthroposophisch orientierten Misteltherapie unter Umständen sehr komplex sein kann. An einem Beispiel dargelegt: Nehmen wir das Iscador®, das schon sehr lange in der anthroposophischen Medizin eingesetzt wird. Hier gibt es zunächst vier Wirtsbäume, von denen die Misteln gewonnen werden, die Extrakte stammen also aus Apfelbaum-, Kiefern-, Eichen- oder Ulmenmisteln. Diese Extrakte werden teilweise mit Metallsalzen versetzt, Silber, Kupfer oder Quecksilber. Von diesen verschiedenen Varianten gibt es nun wieder Serien unterschiedlicher Konzentrationen, d. h. mit unterschiedlichen Mengen an Mistel, die für diese Konzentrationsstufen extrahiert wurden. Der Patient wird nun mit unterschiedlichen Extrakten behandelt, wobei je nach Tumor auf unterschiedliche Wirtsbäume zurückgegriffen wird, bei gynäkologischen Tumoren etwa häufig Apfelbaum. In der Einleitungsphase wird zunächst die Dosis gesteigert; meist verzichtet man dabei noch auf den Zusatz von Metallsalzen. In einer Erhaltungsphase wird mit jener Serie weiterbehandelt, deren höchste Konzentration bestimmte Reaktionen hervorgerufen hat. Von Zeit zu Zeit werden Therapiepausen eingelegt, die zunehmend länger werden können, je nach Krankheitsverlauf.

Beim lektinstandardisierten Eurixor® werden wir gewisse Prinzipien dieser Behandlung wiederfinden, allerdings in einer einfacheren, für den Patienten einsichtigeren Form. Zunächst muss der Arzt eine geringe Menge des Präparats flach in die Haut spritzen; man spricht von einer intrakutanen Gabe. Diese Vorsichtsmaßnahme soll es ihm ermöglichen, Patienten mit einer – zwar seltenen, aber durchaus möglichen – Allergie gegen Mistelextrakte zu erkennen. Kommt es bereits bei dieser Vortestung zu deutlichen Reaktionen wie Rötungen, Juckreiz oder Quaddelbildung,

Die bekanntesten Mistelpräparate Helixor® von Helixor Heilmittel, Iscador® von Weleda und Eurixor® von biosyn (früher medisculab)

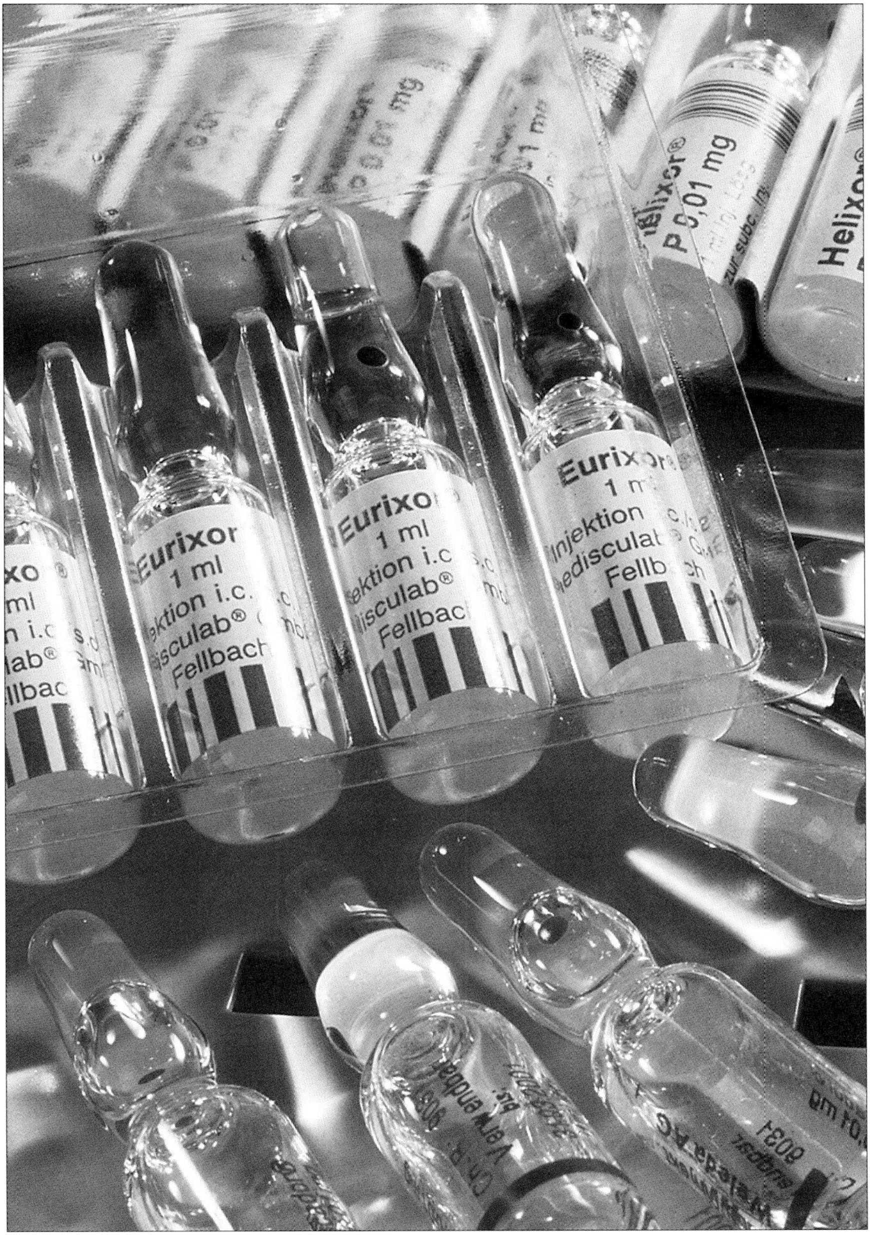
Eurixor
1 ml
Fellbach
Helixor®
P 0,01 mg

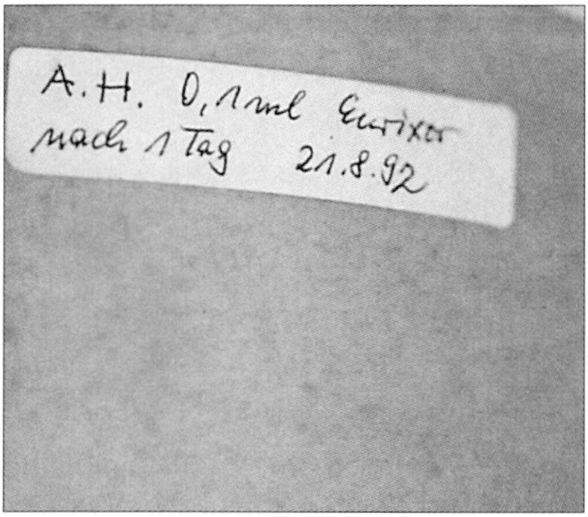

Rötungen nach der Anwendung eines Mistelpräparats treten bisweilen auf, sollten aber eine bestimmte Größe nicht überschreiten. Hier sind durchaus akzeptable Reaktionen bei einer 48-jährigen Patientin mit Mammakarzinom gezeigt.

1. Keine Reaktion, 24 Stunden nach 0,1 ml Eurixor®

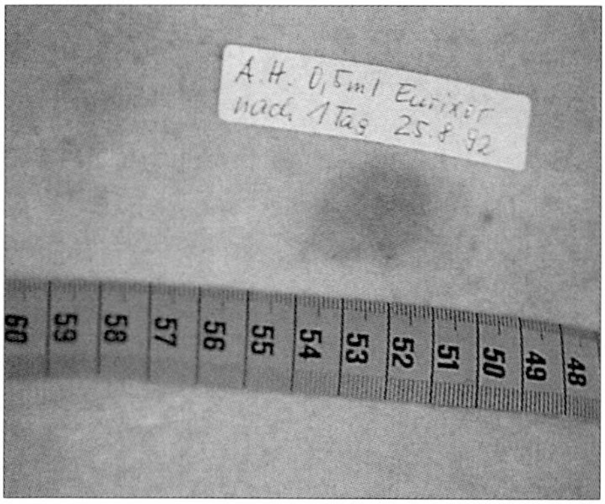

2. Rötung und Schwellung mit einem Durchmesser von 2 cm, 24 Stunden nach 0,5 ml Eurixor®

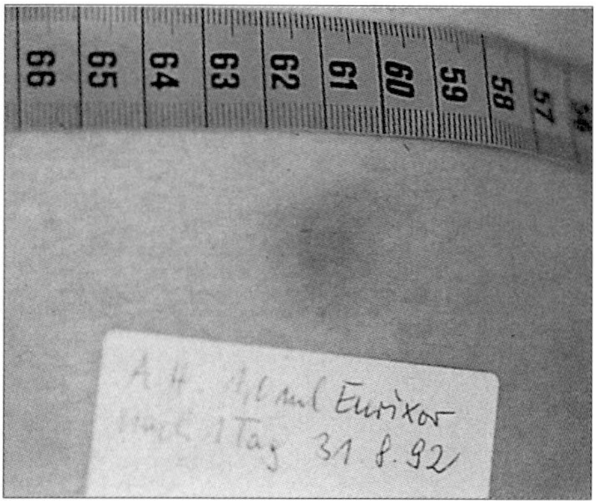

3. Rötung mit einem Durchmesser von 2 cm, 24 Stunden nach 1,0 ml Eurixor®, Fortsetzung der Therapie: 2 x 1,0 ml Eurixor®/Woche

sollte man von einer Misteltherapie Abstand nehmen und andere Immunstimulanzien einsetzen.

Man darf dabei nicht vergessen, dass es sich bei Mistelpräparaten um pflanzliche Gesamtextrakte handelt. Häufig wird eine Phytotherapie mit Begriffen wie „sanft" umschrieben und tatsächlich sind Phytotherapeutika im Allgemeinen mit weniger Nebenwirkungen behaftet. Aber manche Pflanzen sind durchaus stark wirksam, ja sogar giftig, rauscherzeugend oder aber zumindest deutlich allergen. Manche Pflanzen lösen nach Kontakt auch Lichtdermatosen aus, erzeugen also Hautschäden, nachdem

Beachten Sie also bitte folgende Punkte

1. Injektion in die Bauchdecke, subkutan, handwarm.

2. Nicht in bestehende Rötungen oder Verhärtungen injizieren, sondern diese abklingen lassen.

3. Gegebenenfalls die Dosis reduzieren, bis die Rötungen abklingen.

4. Wenn Rötungen auftreten, die Erhaltungsdosis darauf einstellen (die Größe eines 5-DM-Stücks als Richtwert sollte nicht überschritten werden).

5. Bei Verdacht auf Vorliegen einer Allergie wechseln Sie bitte zu anderen Immunmodulatoren.

Falls jedoch keine Hautreaktionen auftreten, kann man die Dosis bis zum Optimum von etwa einer Ampulle steigern, dies entspricht im Falle des Eurixors® derjenigen ML-1-Dosis für einen Patienten von etwa 50 bis 70 Kilogramm Körpergewicht.

durch Sonnenbestrahlung manche ihrer Bestandteile in toxische Substanzen umgewandelt worden sind. Dergleichen ist bei der Mistel zwar nicht zu erwarten, aber eine unkritische Betrachtungsweise im Umgang mit wirksamen Phytotherapeutika ist sicher nicht sinnvoll. Eine solche intrakutane Vortestung sollte also in jedem Fall durchgeführt werden!

Gibt es nach 48 Stunden nach wie vor keine Reaktionen, kann man mit einer Dosissteigerung beginnen bis zur Erhaltungsdosis. Dazu wechselt man den Ort für die Injektion, denn ab jetzt wird subkutan, beispielsweise in bzw. unter die Bauchdecke, gespritzt. Da man zweimal pro Woche injiziert, könnte man folgende Steigerung durchführen: in der 1. Woche beginnend mit einer viertel Ampulle, dann eine halbe, in der 2. Woche dann eine drei viertel und schließlich eine ganze Ampulle.

Dabei sind zwei Dinge zu beachten. Erstens: Bitte nicht aus falsch verstandener Sparsamkeit angebrochene Ampullen aufbewahren, um sie später vollends zu leeren, auch nicht im Kühlschrank! Da keine Konservierungsstoffe enthalten sind, besteht die Gefahr, sich mit einer nicht mehr sterilen Injektion eine Infektionskrankheit zu setzen und die Kosten, um diese dann wieder zu bekämpfen, sind erheblich höher – nicht nur in Bezug auf das Geld sondern auch in Bezug auf die angegriffene Gesundheit.

Zweitens: Bei der Steigerung der Dosis kann es zu lokalen Entzündungsreaktionen an der Einstichstelle kommen. Manchmal sind es nur Rötungen, bisweilen auch Verhärtungen unter der Haut. Manche Ärzte sind der Auffassung, dass die Gabe eines Mistelpräparats ohne Hautreaktionen auf eine zu geringe Dosierung und ausbleibende Wirkung hinweist, andere sehen nur äußerst selten Rötungen.

Man kann wohl davon ausgehen, dass in etwa einem Viertel der Fälle solche Rötungen entstehen, nicht ganz so häufig ist Juckreiz. Unverhältnismäßig seltener sind Blasen, Müdigkeit oder Schlaflosigkeit, Fieber oder gar Gliederschmerzen. Diese Effekte treten insgesamt selten und nur zu Beginn der Therapie auf. Vor allem im klinischen Bereich, wo sehr streng auf die Therapietreue geachtet wird, werden diese Reaktionen für nicht sehr bedeutungsvoll gehalten.

Wie sollte man reagieren, wenn es zu solchen Reaktionen kommt? In bestimmt 95 % der Fälle führen zwei Fragen weiter: 1. Wo wurde injiziert? Bitte wenn möglich nicht an den Gliedmaßen, da Bewegungen die Hautreaktionen verstärken (ein besonders eindrucksvolles Beispiel wurde mir einmal von einem Handwerker berichtet, der sich ja notgedrungen bewegen muss!). 2. War die Ampulle hand- oder wenigstens zimmerwarm? Bitte Ampulle rechtzeitig aus dem Kühlschrank nehmen. Die Temperaturempfindlichkeit wird auf Kälte(häm)agglutinine zurückgeführt, Antikörper der Klasse IgM, die bei zirka 4 °C Erythrozyten optimal, bei Körpertemperatur dagegen gar nicht verklumpen. Eine Patientin, die sonst Eurixor® absolut problemlos vertrug, berichtete mir, dass sie nach der Injektion des kalten Ampulleninhalts eine Rötung bekommen und Schmerzen sowie Juckreiz empfunden habe.

Handelt es sich um allergische Reaktionen? In 99 % der Fälle sicher nicht, sondern um Entzündungsreaktionen! Manche Ärzte behandeln diese Entzündungen auch mit den gängigen Mitteln, wahrscheinlich aber ist es vernünftiger, die o. a. Maßnahmen zu beachten und die Dosis anzupassen. Die bereits geschilderte Vortestung kann eine Allergie ausschließen. Falls es Hinweise aus der Krankengeschichte des Patienten gibt, die auf eine Überempfindlichkeit gegen pflanzliches Eiweiß schließen lassen (Heuschnupfen, Pollenallergie), ist es vernünftiger, auf andere Immunstimulatoren zu wechseln und die Misteltherapie ganz sein zu lassen!

Wie lange muss eine Misteltherapie fortgeführt werden und sollte man Therapiepausen einlegen? Ein Therapiezyklus erstreckt sich zunächst über drei Monate, dann sollte eine Pause von beispielsweise vier bis sechs Wochen eingelegt werden. Kommen auch andere Immunmodulatoren zum Einsatz, können diese Pausen natürlich länger sein. Die einander abwechselnden Therapiezyklen und -pausen werden insgesamt über fünf Jahre fortgeführt, also die normale Nachbeobachtungszeit im Rahmen der Tumornachsorge.

Immer wieder begegnet man der Sorge, dass beim Absetzen einer Misteltherapie auch der von ihr gewährte Schutz entfalle. Dies ist unbegründet. Wie wir bereits gesehen haben, ist es ja sogar so, dass bestimmte Reaktionen wie die deutliche Verbesserung der Lebensqualität nach etwa zehn Wochen richtig zu greifen beginnen, also gerade während dieser Pausen. Im Rahmen einer solchen Therapie werden langfristige biologische Prozesse in Gang gesetzt, die auch während der Therapiepausen nicht urplötzlich abbrechen, sondern vielmehr weiterlaufen.

Manche Ärzte weisen auch darauf hin, dass nach einem solchen Therapiezyklus die Bildung von Antikörpern gegen das Mistellektin einsetzen könnte, die man vermeiden möchte. Zwar weiß man, dass diese Antikörper das Mistellektin nicht inaktivieren, aber noch ist ihre Bedeutung zu wenig erforscht. Für andere wiederum ist es wichtig, das Immunsystem des Patienten prüfen zu können, ohne dass es stimuliert wird. Wie auch immer, generell gilt: Man sollte ein Medikament so häufig wie nötig einnehmen, aber doch auch so wenig wie möglich. Beachten wir also ruhig die Therapiepausen!

Eine andere häufig gestellte Frage ist, ob es sinnvoll sei, schon vor einer Operation oder einem Chemo- bzw. Strahlentherapie-Zyklus mit einer Misteltherapie zu beginnen. Dies kann man nur bejahen! Auch wenn die Misteltherapie dann unterbrochen werden muss, hat es sich doch in klinischen Untersuchungen etwa an Patienten mit Hirntumoren gezeigt, dass der sich anschließende Zusammenbruch des Immunsystems bei weitem nicht so schlimm ausfällt. Oft wird jedoch nach der Diagnose Krebs sehr ungestüm reagiert, sodass leider dazu nur selten Zeit bleibt.

Kann man eine Misteltherapie mit anderen medikamentösen komplementären Therapiemethoden koppeln? Dies ist nicht nur möglich, sondern in einem bestimmten Rahmen sogar sinnvoll. Sehr häufig kommen Enzympräparate in der Krebstherapie zum Einsatz. Da es sich dabei um Proteasen handelt, also Enzyme, die andere Proteine zerstören, mithin natürlich auch das Mistellektin 1, sollte aber vorsichtshalber ein gewisser zeitlicher Abstand von zumindest zwei Stunden zwischen der Anwendung der Präparate eingehalten werden. Auf weitere Kopplungsmöglichkeiten werden wir im nächsten Kapitel noch eingehen.

Kann man eine Misteltherapie auf Reisen selbstständig weiterführen? Auch das ist möglich, sofern beim Arzt eine Erhaltungsdosis eingestellt wurde. Wenn keine Kühlkette notwendig ist (wie etwa beim lektinstandardisierten Eurixor®), kann man die entsprechend abgezählte Menge an Ampullen problemlos mitführen und – nach Anleitung durch den Arzt – selbst spritzen. Die Ampullen sollten natürlich schonend behandelt werden, also wie bestimmte Körperpflegemittel, Sonnenöl oder etwa Nahrungsmittel auch. Führen Sie sie beispielsweise in einer Kühltasche mit und deponieren Sie sie tunlichst nicht im Handschuhfach oder hinter der Windschutzscheibe oder an anderen ähnlich ungeschickten Plätzen.

Ein weiterer, immer wieder diskutierter Punkt ist die Frage nach einer möglichen Förderung des Tumorwachstums durch Mistelpräparate. Für solide Tumoren wird dies allgemein ausgeschlossen, bei nicht soliden Tumoren wie Lymphomen oder Leukämien ist die Faktenlage nicht so eindeutig. In diesem Zusammenhang wird auch immer wieder über bestimmte Wachstumsfaktoren diskutiert wie etwa das Interleukin 6, das unter Umständen durch eine Misteltherapie freigesetzt werden kann und zumindest für einen nicht soliden Tumor, das Plasmocytom, als wachstumsfördernd angesehen wird.

Die Wirkungen der Interleukine sind außerordentlich vielschichtig, je nach ihrer Konzentration, dem Zustand der Rezeptorzelle und vieler anderer Faktoren lösen sie unterschiedliche Wirkungen aus. Diese Diskussion wird in Fachkreisen sicher noch intensiv geführt werden. Nun ist die Mistel ein Immunstimulans und es ist somit prinzipiell denkbar, dass bei einer Tumorerkrankung im blutbildenden System damit auch bösartige Zellen gefördert werden könnten. Belegt ist dies zwar nicht, aber aus Vorsicht rät man daher von einer Anwendung der Immunstimulation, somit auch der Mistel, bei Leukämien und Lymphomen ab.

Dass man derzeit – trotz durchaus viel versprechender Einzelbefunde – bis zum Vorliegen handfester klinischer Daten von der Gabe von Immunmodulatoren bei malignen Systemerkrankungen abrät, ist ein Beleg für die angebrachte therapeutische Sorgfalt und könnte durchaus einmal zurückgenommen werden. Es muss aber auch betont werden, dass bislang aus ungezählten Anwendungen der Misteltherapie bei soliden Tumoren keine Beobachtungen über eine Förderung des Tumorwachstums vorliegen. Setzt man dies in Bezug zu den mitunter ausgesprochen drastischen Nebenwirkungen, ja sogar Schädigungen durch andere Medikamente, erscheint die Diskussion sogar eher paradox. Hier sollte man, wenn Unsicherheiten bestehen, mit der jeweiligen Herstellerfirma Kontakt aufnehmen und nachfragen.

Die Frage nach einer Misteltherapie mittels intravenöser Applikation taucht immer wieder auf, meist in Form einer Hochdosistherapie über eine Infusion. In der Bundesrepublik Deutschland sind derzeit zwei Präparate zur i. v. Applikation zugelassen, die sich beide auf die phytotherapeutische Monographie beziehen. Allerdings werden meist Mistelpräparate mit anthroposophischer Zulassung für solche Infusionen eingesetzt. Dem potentiellen Anwender sollte jedoch klar sein, dass es sich dabei um eine unübliche Therapiemaßnahme handelt, die keinesfalls routinemäßig durchgeführt werden kann und die Gefahr allergischer Reaktionen beinhaltet. Der Therapeut sollte auf allergische Komplikationen beim Patienten vorbereitet sein und mit ihnen umgehen können.

Die Hochdosistherapie beruht auf der Erkenntnis, dass die durch Mistellektine, vor allem ML-1, vermittelte Wirkung zwei unterschiedliche Dosisbereiche aufweist. Bei sehr hohen Konzentrationen an ML-1 bindet das Protein an Zielzellen, schleust eine seiner Untereinheiten durch die Zellmembran und löst dann eine Apoptose aus, also einen programmierten Zelltod.

Einen vergleichbaren Wirkmechanismus findet man bei vielen Zytostatika, etwa den neu entwickelten Topoisomerase-Hemmern.

Bei der Entscheidung, ob eine solche Infusionstherapie durchgeführt werden soll, muss man beachten, dass das Mistellektin ein in seiner Struktur und toxischen Wirkung dem Ricin vergleichbares Protein ist. Hoch dosiert ist es – wie beispielsweise auch Zytostatika – nicht in der Lage, zwischen normalen und malignen Zellen zu unterscheiden. All diese Rahmenbedingungen haben dazu geführt, dass eine solche Hochdosis-Infusionstherapie nur bei rasch fortschreitenden Tumorerkrankungen, inoperablen Primärtumoren oder metastasierten Tumoren angewandt wird.

Je mehr wir über das Zusammenspiel von Immun-, Nerven- und Hormonsystem erfahren, je weitreichender unser Einblick in das komplexe Netzwerk aus Regulationsmechanismen wird, desto vorsichtiger sollte man bei Eingriffen ins Immunsystem sein. Diese Folgerung ergibt sich auch aus ganz anderen umfassenden klinischen Studien zum Beispiel zur Anwendung von Zytokinen, einer ebenfalls intensiv erforschten Gruppe von Immunbotenstoffen.

Je komplexer das Netzwerk, desto folgenreicher unsere Eingriffe – und dabei kann es durchaus auch zu Folgen kommen, die weder zunächst absehbar waren noch erwünscht sind, bis hin zu einer Immunsuppression, die man ja eben beheben wollte!

Daraus leitet sich die unabdingbare Notwendigkeit ab, eine solche Immuntherapie unter ärztlicher Aufsicht durchzuführen! Erfahrungsgemäß scheuen sich jedoch viele Patienten, ihrem Haus- oder Klinikarzt über die Anwendung einer Misteltherapie zu berichten. Dies sollte aus mehreren Gründen aber nicht der Fall sein. Eine richtig durchgeführte Misteltherapie hat mit Sicherheit einen Nutzen für den Patienten und der behandelnde Arzt sollte eben darüber Bescheid wissen, warum es dem Patienten deutlich besser geht. Auf der anderen Seite aber müssen Eingriffe in das Immunsystem kontrolliert erfolgen, um gegebenenfalls unangenehme Nebenwirkungen abfangen zu können. Es kann nicht angehen, dass an einem Patienten bestimmte Therapien durchgeführt werden und der Arzt erst dann darüber informiert wird, wenn eine Krise eingetreten ist, die er dann möglichst schnell meistern soll!

Aus diesen Gründen ist es ein Gebot der Vernunft, die Misteltherapie in ein Behandlungskonzept einzugliedern, das konventionelle und naturwissenschaftlich-medizinisch begründete komplementäre Therapieverfahren in sinnvoll aufeinander abgestimmter Form einschließt, sodass sich die verschiedenen Behandlungsmethoden gegenseitig in ihrer Wirkung verstärken und nicht etwa abschwächen.

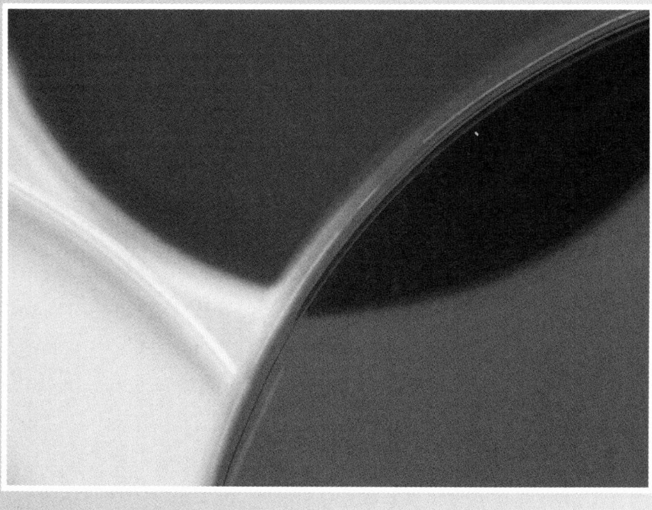

Kapitel 6

Die Misteltherapie in der Onkologie: das integrative Konzept

Konventionelle und komplementäre Tumortherapien schließen sich nicht gegenseitig aus, sondern ergänzen sich. Neben die drei Säulen der Onkologie – chirurgische Resektion, Radio- und Chemotherapie – tritt damit gleichberechtigt die Immuntherapie zur Aktivierung des geschwächten Immunsystems und zur Verbesserung der oft erheblich eingeschränkten Lebensqualität des Krebspatienten.

Damit aber ein für den Patienten optimales Ergebnis erzielt werden kann, müssen alle Therapiearten sinnvoll aufeinander abgestimmt sein, eine Aufgabe, der das Integrative Konzept in der Onkologie gerecht wird.

Nach Erkrankungen des Herz-Kreislauf-Systems sind Krebserkrankungen inzwischen die zweithäufigste Todesursache in Westeuropa und mit zunehmender Verschiebung der Alterspyramide verstärkt sich diese Tendenz noch. Die Inzidenz bösartiger Erkrankungen, also die Anzahl der in einem bestimmten Zeitraum, meist einem Jahr, neu aufgetretenen Fälle,

Auftreten einzelner Krebsarten bei Männern und Frauen*

Männer		Frauen	
Lunge	17,9 %	Brustdrüse	24,9 %
Prostata	15,5 %	Dick- und Mastdarm	16,8 %
Dick- und Mastdarm	14,2 %	Gebärmutterkörper	5,6 %
Harnblase	7,7 %	Magen	5,5 %
Magen	6,4 %	Lunge	4,7 %
Mundhöhle und Rachen	4,8 %	Eierstock	4,5 %
Niere	3,9 %	Gebärmutterhals	3,6 %

Sterbefälle an einzelnen Krebsarten bei Männern und Frauen*

Männer		Frauen	
Lunge	26,7 %	Brustdrüse	17,9 %
Dick- und Mastdarm	12,4 %	Dick- und Mastdarm	16,3 %
Prostata	11,0 %	Lunge	7,9 %
Magen	7,3 %	Magen	7,2 %
Bauchspeicheldrüse	4,7 %	Eierstock	6,0 %

* Nach Arbeitsgemeinschaft Bevölkerungsbezogener Krebsregister in Deutschland (Hrsg.): Krebs in Deutschland – Häufigkeiten und Trends. In Zusammenarbeit mit dem Robert-Koch-Institut. Saarbrücken 1997

beträgt zirka 400 pro 100 000 Einwohner, wobei je nach Geschlecht die einzelnen Krebsarten unterschiedlich häufig auftreten (Tabelle S. 94 oben). Ein etwas verändertes Bild mit allerdings vergleichbaren Tendenzen ergibt sich bei der Betrachtung der Krebsmortalität, also den infolge von Tumorerkrankungen verursachten Todesfällen (Tabelle S. 94 unten).

Etwa die Hälfte der Krebspatienten wird nach der Primärtherapie als geheilt entlassen, wobei die kurative Tumorresektion an erster Stelle steht, flankiert von der Chemo- und Strahlentherapie. Man wird also, wann immer möglich, bestrebt sein, den Tumor durch eine Operation vollständig zu entfernen (man spricht dann von Resektion, wobei kurativ heilend bedeutet, im Gegensatz zu palliativ, wenn nur Symptome einer Erkrankung bekämpft werden können, nicht aber die Ursache selbst). In den letzten Jahren hat auch die Immuntherapie an Bedeutung gewonnen. Diese Primärtherapie erfolgt überwiegend in der Klinik. Aus Gründen der Kostensenkung beobachtet man jedoch in neuerer Zeit eine Verlagerung in den niedergelassenen Bereich, vor allem auch in so genannte onkologische Schwerpunktpraxen, in denen nur Tumorpatienten behandelt werden.

Damit wächst die Bedeutung der Tumornachsorge für den niedergelassenen Arzt erheblich. Nicht zuletzt im Interesse der Patientenbindung und der Therapietreue wird er bestrebt sein, im Bereich der Chemotherapie besser verträgliche Therapieschemata ambulant anzuwenden. Zugleich nimmt die Bereitschaft zu, komplementärmedizinische Verfahren zusätzlich zu den etablierten Methoden anzuwenden, wenn sie wissenschaftlich begründet sind und einen Nutzen für den Patienten bieten.

Heute geht man davon aus, dass ein Tumor zum Zeitpunkt der Diagnose bereits eine Masse von zirka einem Gramm aufweist (Grafik S. 97). Das erscheint zunächst viel, ist aber doch im Vergleich zur Körpermasse ausgesprochen wenig. Dennoch hat der Tumor mit dieser Größe schon eine mehrjährige Entwicklung durchlaufen und sich erfolgreich der körpereigenen Abwehr entzogen. Aggressive Therapiemethoden führen darüber hinaus zu einer Schwächung (Suppression) des Immunsystems. Der Arzt hat nun verschiedene Instrumente an der Hand, um mithilfe der Immun-

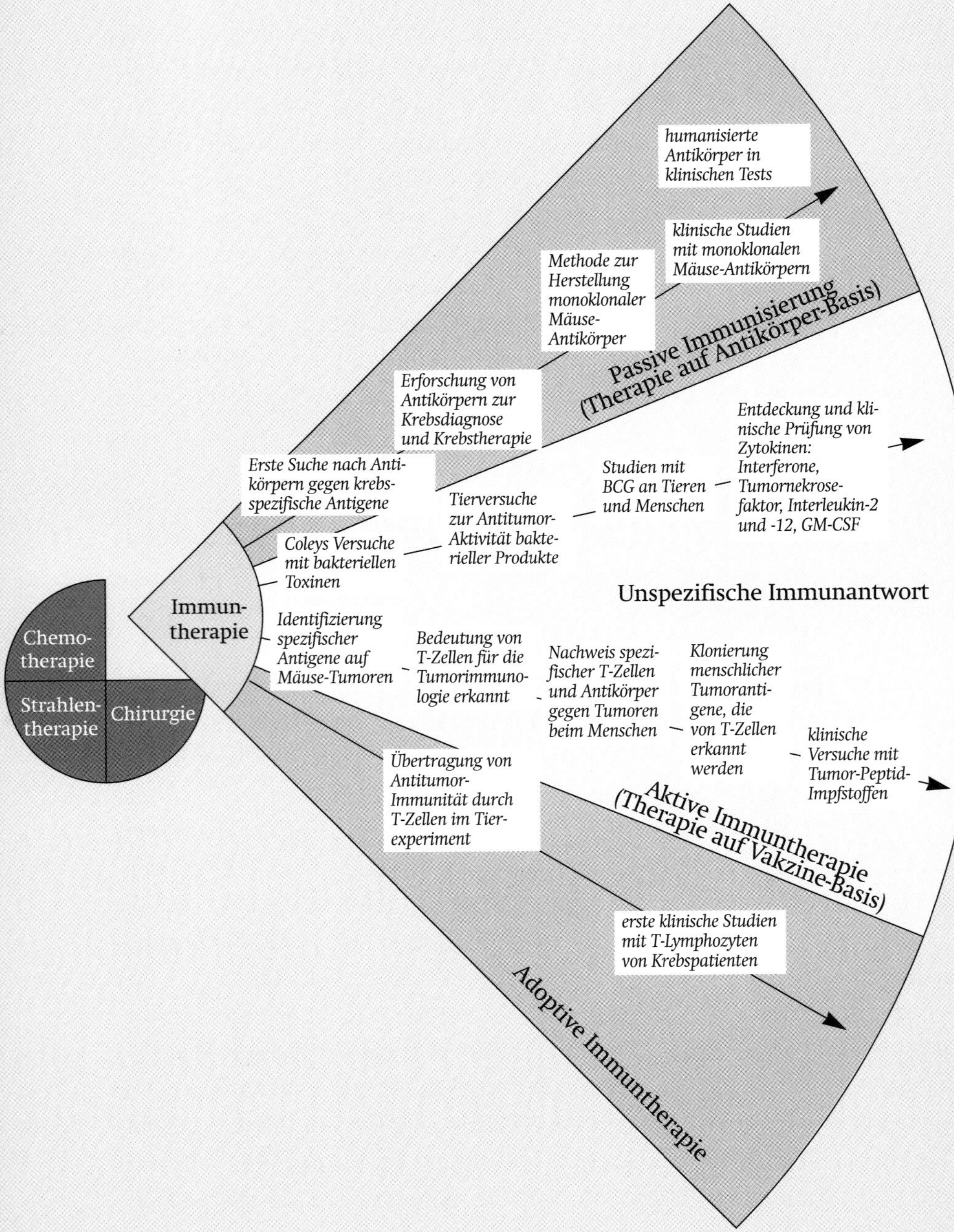
Chemo-
therapie
Strahlen-
therapie
Chirurgie
Immun-
therapie
Passive Immunisierung
(Therapie auf Antikörper-Basis)
Erste Suche nach Antikörpern gegen krebsspezifische Antigene
Erforschung von Antikörpern zur Krebsdiagnose und Krebstherapie
Methode zur Herstellung monoklonaler Mäuse-Antikörper
klinische Studien mit monoklonalen Mäuse-Antikörpern
humanisierte Antikörper in klinischen Tests
Unspezifische Immunantwort
Coleys Versuche mit bakteriellen Toxinen
Tierversuche zur Antitumor-Aktivität bakterieller Produkte
Studien mit BCG an Tieren und Menschen
Entdeckung und klinische Prüfung von Zytokinen: Interferone, Tumornekrosefaktor, Interleukin-2 und -12, GM-CSF
Aktive Immuntherapie
(Therapie auf Vakzine-Basis)
Identifizierung spezifischer Antigene auf Mäuse-Tumoren
Bedeutung von T-Zellen für die Tumorimmunologie erkannt
Nachweis spezifischer T-Zellen und Antikörper gegen Tumoren beim Menschen
Klonierung menschlicher Tumorantigene, die von T-Zellen erkannt werden
klinische Versuche mit Tumor-Peptid-Impfstoffen
Adoptive Immuntherapie
Übertragung von Antitumor-Immunität durch T-Zellen im Tierexperiment
erste klinische Studien mit T-Lymphozyten von Krebspatienten

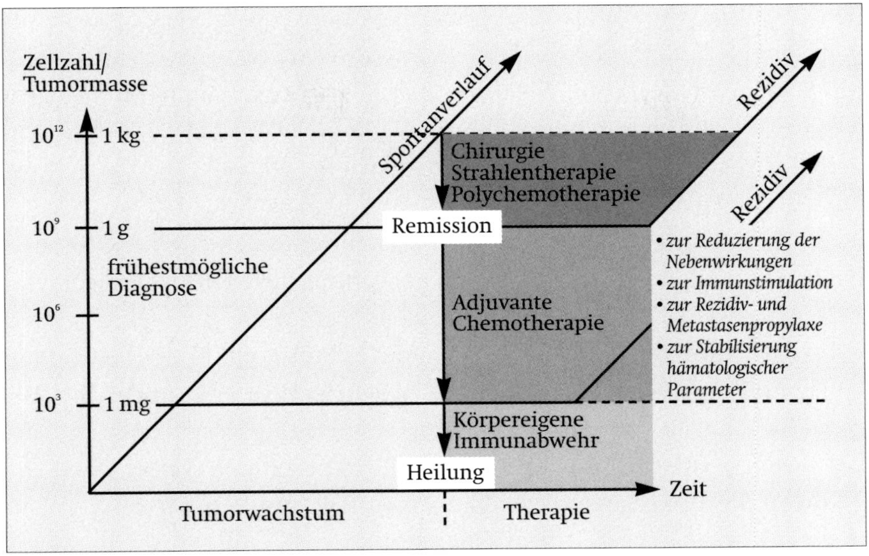

Typische Entwicklung der Tumormasse in Abhängigkeit vom Therapieverlauf. Komplementärmedizinische Methoden zielen vor allem darauf ab, die Lücke zwischen der noch vom körpereigenen Immunsystem zu bewältigenden und der wieder der Diagnostik zugänglichen Tumormasse zu schließen.

modulation in diesen Prozess einzugreifen, vor allem auch im Bereich der so genannten therapeutischen Lücke. Darunter versteht man jenen Bereich, der vom Arzt nur schwer überwacht werden kann: Durch die angewandte Therapie ist der weitaus größte Teil der Tumormasse entfernt, aber es können dennoch wesentlich mehr Krebszellen zurückgeblieben sein, als durch das Immunsystem abgetötet werden könnten.

Das Mammakarzinom als häufigster maligner (bösartiger) Tumor der weiblichen Bevölkerung in Europa und den Vereinigten Staaten verdeutlicht das Dilemma. Es betrifft etwa 7 % aller Frauen, macht jedoch 25 %

Abb. links: Neben die drei „klassischen" Säulen der Tumortherapie (chirurgische Resektion, Chemo- und Strahlentherapie) tritt in den letzten Jahren verstärkt die Immuntherapie, ein sich noch entwickelndes, sehr uneinheitliches Forschungsgebiet.

der gesamten weiblichen Krebsmortalität aus. Sowohl die Inzidenz als auch die Mortalität sind in den letzten Jahrzehnten weltweit gestiegen, die 5- und vor allem die 10-Jahres-Überlebensraten stagnieren dagegen. Nur bei Patientinnen unter 45 Jahren wurden – wahrscheinlich aufgrund verbesserter adjuvanter, also zusätzlicher, ergänzender Therapien – gewisse Erfolge erzielt (Grafik S. 99).

Die weltweit intensiv betriebene Forschung nach neuen antitumoralen Wirkprinzipien zeitigt zwar durchaus immer wieder Erfolge (z. B. das KLH, s. Kapitel 7), doch nur verschwindend wenige der genauer geprüften Substanzen können den weiten Weg vom Labor in die Klinik bewältigen (Boyle und Costello 1998). So wurden beispielsweise 1997 in der Bundesrepublik Deutschland etwa 1700 Präparate neu zugelassen, doch nur sieben davon beruhten auf wirklich neuen Wirkprinzipien (Vetter 1998).

Bietet die Komplementärmedizin einen Weg aus dem Dilemma? Allein sicher nicht, aber vielleicht in einer sinnvollen Kopplung mit der so genannten konventionellen Medizin. Vor diesem Hintergrund wird es immerhin verständlich, dass sich knapp 60 % aller Krebspatienten weiteren Therapiemöglichkeiten zuwenden, die man oft unter dem wenig aussagekräftigen Begriff „unkonventionelle Methoden der Krebstherapie“ (UMK) zusammenfasst. Dabei hatten wir schon betont, dass unter diesen Therapien an erster Stelle die Anwendung von Mistelpräparaten steht, gefolgt von Vitaminen und Spurenelementen – Methoden also, die naturwissenschaftlich fundiert und klinisch bewährt, geprüft oder doch zumindest prüfbar sind. Wissenschaftlich unbegründete oder gar die „konventionelle“ Medizin ablehnende Methoden nehmen dagegen nur einen relativ niedrigen Stellenwert ein.

Es sollte also sehr präzise zwischen „Alternativ-“ und Komplementärmedizin unterschieden werden. Einige der wesentlichen Aufgaben einer komplementären Onkologie lassen sich wie folgt zusammenfassen:

- Verringerung unerwünschter Nebenwirkungen von Chemo- und Strahlentherapie,
- Stabilisierung des Immunsystems

- Optimierung der Wirksamkeit tumorzerstörender Methoden (auch durch eine höhere Therapietreue und weniger Therapieabbrüche),
- Rezidiv- und Metastasenprophylaxe sowie eine
- Verbesserung der Lebensqualität.

Während der Patient bislang im Anschluss an die Primärtherapie häufig mit einer „therapeutischen Lücke" konfrontiert war, bietet sich inzwischen die Möglichkeit zur aktiven Tumornachsorge, das heißt zu diagnostischer Überwachung und gleichzeitiger Stärkung der Immunabwehr.

Die Anwendung komplementärer Methoden darf aber nicht unkontrolliert erfolgen, möglicherweise sogar ohne Wissen des behandelnden

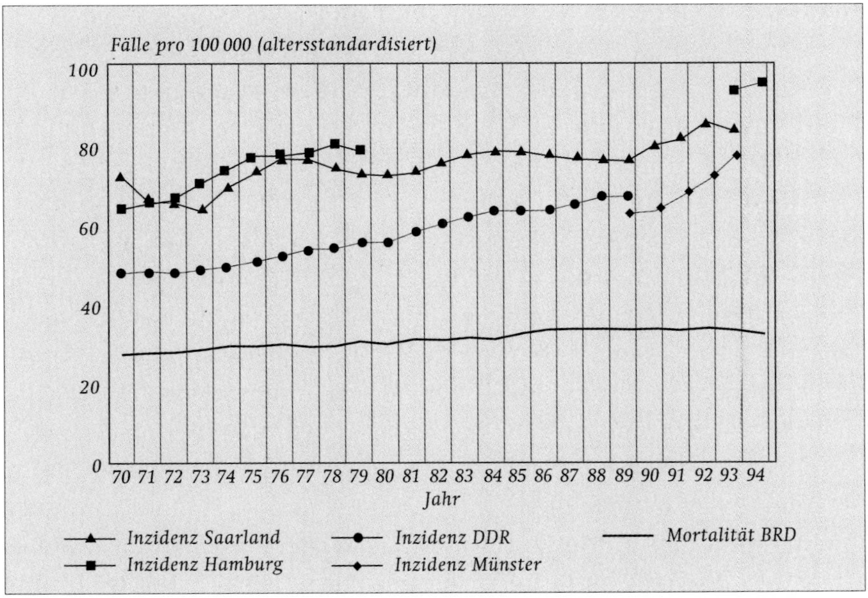

Seit vielen Jahren werden intensiv neue Behandlungsmöglichkeiten für die Krebstherapie erforscht, aber dennoch nimmt die Sterblichkeit an Tumorerkrankungen wie auch die Zahl der Neuerkrankungen immer noch leicht zu. Dies ist hier am Beispiel des Mammakarzinoms dargestellt, wobei Daten aus verschiedenen Krebsregistern zusammengefasst sind. (Nach Zahlen der Arbeitsgemeinschaft Bevölkerungsbezogener Krebsregister in Deutschland, 1997)

Arztes. Die verschiedenen Therapien müssen sinnvoll aufeinander abgestimmt sein, um sich nicht gegenseitig zu stören und ihre volle Wirkung zu entfalten. Diesem Zweck dient das integrative Konzept der Tumortherapie (Sill et al. 1998). Es verbindet komplementärmedizinische Therapiemethoden mit konventionellen onkologischen Behandlungsschemata.

Selen und xenogene Peptide

Die Grundlage des integrativen Konzepts in der Tumortherapie bildet das Selen. Es wirkt als Radikalenfänger, Immunstimulator und verhindert die Neubildung von Tumoren, daher ist sein Einsatz in Form als Natriumselenit von der Diagnosestellung bis hin zur Tumornachsorge sinnvoll. Da Tumorpatienten in der Regel einen erniedrigten Selenspiegel aufweisen, ein solcher aber auch die antitumoralen Abwehrkräfte schwächt, gilt es in erster Linie, bereits vor der Operation die Selenwerte zu normalisieren. Eine weitere, höher dosierte Selengabe in Form von Natriumselenit (z. B. selenose®) ist erforderlich, um die während der anschließenden Operation – beispielsweise durch die Anästhesie – anfallenden freien Radikale abzufangen, die ihrerseits gesunde und dabei vor allem Immunzellen zerstören könnten. Dieselbe Schutzfunktion übt die Selengabe während Chemo- bzw. Strahlentherapie aus. Die positiven Effekte einer Behandlung mit Selen liegen hier in einer Reduktion der unerwünschten Nebenwirkungen der Primärtherapien, ohne deren antitumorale Wirksamkeit zu verschlechtern und zum Teil in einer besseren Wirksamkeit der eingesetzten Zytostatika bzw. Reduktion der Zytostatikaresistenz (Sill 1998).

Weitere Bestandteile dieses Integrativen Konzepts sind immunmodulierende Präparate auf der Basis von Peptiden oder Proteinen; dazu gehört ein standardisiertes, biotechnisch hergestelltes Gemisch aus Leber- und Milzpeptiden (z. B. Factor AF2), das bereits seit Mitte der 50er Jahre intensiv untersucht und in der Klinik eingesetzt wird. Neben seiner antitumoralen Wirksamkeit, die an einer ganzen Reihe von Tumorzell-Linien nachgewiesen wurde, besitzt es zytoprotektive und radioprotektive Eigenschaften. Von besonderer Bedeutung im Zusammenhang mit Chemo-

oder Strahlentherapie sind seine ausgeprägten antiemetischen Eigenschaften; d. h., es bekämpft sehr wirksam die Übelkeit und das Erbrechen, die oft von der Strahlen- und Chemotherapie verursacht werden. So wurde der Verbrauch an Antiemetika unter Einsatz von Factor AF2 von etwa 80 auf gerade noch 13 % gesenkt (Kindler 1997). Damit bildet die Anwendung xenogener Peptide eine sinnvolle Erweiterung im Rahmen der Operation bzw. Chemo- oder Strahlentherapie. (Man bezeichnet solche direkt wirkenden Peptide als xenogen, da sie von außen zugeführt werden, im Gegensatz etwa zum β-Endorphin, dessen Freisetzung im Körper selbst ausgelöst wird.)

Das Prinzip der aktiven Tumornachsorge

Der sich an die Primärtherapie anschließende Zeitraum der Tumornachsorge ist im Moment noch weitgehend von einer passiven Überwachung des Patienten geprägt. Die Nachuntersuchungen dienen lediglich der Feststellung von Rezidiven oder Metastasen; eine aktive Prophylaxe durch Stärkung der körpereigenen Abwehr erfolgt meist nicht oder in nur ungenügendem Ausmaß über Nahrungsergänzungsmittel.

Das integrative Konzept der Tumortherapie umfasst auch komplementärmedizinische Therapiemethoden, die nicht nur dazu beitragen, die Lebensqualität des Patienten zu verbessern, sondern die Voraussetzungen für eine effektivere körpereigene Tumorabwehr zu schaffen. Die Entscheidung, welche Behandlung erfolgen soll, wird dabei zunächst durch die Analyse des Immunstatus vorgegeben.

Bestimmung des zellulären Immunstatus

Das Immunsystem eines Krebspatienten unterliegt einer doppelten Schwächung, einerseits bedingt durch die Erkrankung, andererseits aber auch durch die notwendige Therapie. Mit einem Stempeltest, dem so genannten Multitest immignost®, steht eine einfach zu handhabende, reproduzierbare und gut auswertbare Testmethode zur Verfügung, um ohne nennenswerte Nebenwirkungen die zellulär vermittelte Immunität zu überprüfen (Beuth et al. 1995). Dabei werden mittels eines Teststempels sieben Antigene gleichzeitig appliziert: Tetanus-Toxoid, Diphtherie-Toxoid, Streptokokken-Antigen, Alttuberkulin, Candida-, Trichophyton- und ein Proteus-Antigen.

Das Immunsystem des Körpers reagiert nun auf diese Antigene und das Ausmaß dieser Reaktion kann als ein Maß für die Immunlage des Patienten dienen. Besonders interessant ist dabei die Tatsache, dass es sich hierbei nicht um einen Labortest handelt, der gewissermaßen nur einen Ausschnitt des Gesamtbilds wiedergibt, sondern um einen Test am Patienten selbst. Man spricht daher auch von einem In-vivo-Test.

Beginn der komplementärmedizinischen Nachbehandlung

Nach Abschluss der Chemo- und Strahlentherapie-Zyklen kann die tägliche Selen-Dosis wieder reduziert werden. Um jedoch das Risiko einer erneuten Tumorinzidenz möglichst gering zu halten, sollte die Supplementierung auf Dauer fortgeführt werden. Auch lässt sich ein eventuell auftretendes Lymphödem durch Selen günstig beeinflussen. Daneben kommen nun zwei weitere Wirkprinzipien zum Einsatz, deren Folge im wesentlichen durch die Score-Werte des Stempeltests bestimmt wird.

Liegt die Antwort des Immunsystems im unteren Normbereich, unterstützt man mit einer lektinstandardisierten Misteltherapie (Beuth u. Moss 1998) das Immunsystem des Patienten. Hierbei werden bestimmte Zellpopulationen, die wie beispielsweise die natürlichen Killerzellen eine wichtige Rolle in der Tumorabwehr spielen, sowohl in ihrer Zahl als auch in ihrer Aktivität verstärkt. Damit wird ein wichtiger Beitrag zur Rezidiv- und Metastasenprophylaxe geleistet. Doch darüber hinaus hat die wichtige Wirkkomponente der Mistel, das Mistellektin 1, noch eine weitere Funktion, wie wir bereits gesehen haben. Sie löst die Freisetzung von β-Endorphin aus, einem Signalstoff des neuroimmunoendokrinologischen Netzwerks. Dieses nicht süchtig machende, wohl aber mit erheb-

Für welches Mistelpräparat soll ich mich entscheiden?

Das ist eine schwierige und letzten Endes nur in der Diskussion mit dem Arzt zu klärende Frage.

Zunächst wird man die Auswahl zugunsten eines anthroposophischen oder eines lektinstandardisierten Präparats treffen müssen. Anthroposophische Mistelpräparate werden schon seit mehreren Jahrzehnten eingesetzt (z. B. Iscador®, Helixor®), dementsprechend liegt auch einiges an Material vor. Andererseits haben die immer wieder durchgeführten klinischen Prüfungen nicht immer allen Kriterien genügt und sind daher auf ein geteiltes Echo gestoßen (Kleijnen u. Knipschild 1994). Für den strikten Schulmediziner sind bislang zumindest auch manche Charakteristika der anthroposophischen Misteltherapie nicht begründbar: Es gibt keinen klaren Zusammenhang zwischen bestimmten Wirtsbäumen und der Anwendung bei bestimmten Tumorarten. Ähnliches gilt für den Zusatz von Metallsalzen etwa des Quecksilbers und die Dosierungsanweisungen. Auch das zugrundeliegende Gedankengebäude der Anthroposophie bereitet manchen Probleme.

Diese Schwierigkeiten entfallen bei einem lektinnormierten Mistelpräparat. Allerdings ist diese zweite Gruppe noch wesentlich jünger und kleiner. Seit etwa 1990 ist das Eurixor® auf dem Markt, hier konnte – wie in diesem Buch dargelegt – auch schon einiges an medizinischen Erfahrungen gesammelt werden.

Seit Dezember 1996 existiert mit dem Lektinol® ein zweites, offensichtlich deutlich schwächer dosiertes lektinstandardisiertes Mistelpräparat, bei dem man noch wird abwarten müssen, welche klinischen Erfahrungen gemacht werden.

licher analgetischer, schmerzstillender Potenz ausgestattete endogene, also körpereigene Peptid dürfte letztlich auch für die immer wieder beobachtete und in klinischen Studien belegte Verbesserung der Lebensqualität verantwortlich sein, die für den Krebspatienten von nicht zu überschätzender Bedeutung ist (Heiny et al. 1997).

Ein weiteres, gegebenenfalls in den Eurixor®-Therapiepausen alternierend zum Einsatz kommendes Wirkprinzip ist die Anwendung von Thymuspeptiden (z. B. Thymoject®). Ein evolutionsbiologisches Erbe unserer Art besteht in der so genannten Thymusinvolution: Schon mit Abschluss der Pubertät wird die Aktivität der Thymusdrüse zunehmend eingeschränkt, ein Prozess, der letzten Endes zu einer immer stärkeren Schwächung der zellvermittelten Immunabwehr führt. Durch die Anwendung von Thymuspeptiden kann hier gegengesteuert werden. Man leistet damit einen wichtigen Beitrag zur Infektabwehr. Vor allem bei rezidivierenden, also immer wiederkehrenden oder bereits chronischen Infektionen mit Viren, Bakterien oder Pilzen (Hepatitis, Pseudomonas oder etwa Candida) verstärken Thymuspeptide die T-Zell-vermittelte Abwehr. Ihre physiologischen und biochemischen Funktionen, die Aminosäure-Sequenzen und dreidimensionalen Konformationen werden derzeit intensiv erforscht (Maurer et al. 1997). Die Hauptaufgaben liegen sicher in der Regulation der Reifung von T-Lymphozyten. Andererseits spielen sie auch eine wichtige Rolle als Signalstoffe im neuroimmunoendokrinologischen Netzwerk (Hadden 1998).

Ein noch nicht ausreichend untersuchter, aber vor allem in Hinblick auf die Onkotherapie äußerst interessanter Aspekt der Thymuspeptide ist ihre direkte antitumorale Wirkung. Vor kurzem wurden im Rahmen der Keystone Symposia Befunde einer Arbeitsgruppe der George Washington University vorgestellt, denen zufolge Prostata- und Mammakarzinom-Zelllinien durch Thymuspeptide dosisabhängig in ihrer Proliferation gehemmt werden (Badamchian 1998). Diese Wirkungen werden derzeit intensiv weiter untersucht.

Kontrollierter Verlauf der Tumornachsorge

War die Tumornachsorge bislang also vom Prinzip passiven Abwartens und Überwachens geprägt, so kann sie nunmehr einen kontrollierten Verlauf nehmen. Sollte eine Verschlechterung eintreten, beispielsweise durch Auftreten eines Rezidivs oder eines unabhängigen neuen Primärtumors, die sich dann auch in einem schlechteren Score-Wert im Stempeltest widerspiegelt, setzt dann im Prinzip wieder eine Primärtherapie ein, und der weitere Verlauf wird entsprechend den bereits geschilderten Maßnahmen gestaltet, also mit erhöhten Selenkonzentrationen und der Gabe xenogener Peptide.

Begleitend muss dann auch nach den Ursachen für die Verschlechterung gesucht und entsprechend gehandelt werden.

Solange sich das Immunsystem jedoch einigermaßen stabil verhält und keine Anzeichen für eine Tumorprogression vorliegen, nützt man durch die abwechselnde, jeweils dreimonatige Anwendung von lektinstandardisiertem Mistelpräparat und Thymuspeptiden die spezifischen Wirkprinzipien zur Immunstimulation, zur Verbesserung der Lebensqualität und zur Rezidiv- und Metastasenprophylaxe. Diese Therapie wird dem Zustand des Patienten entsprechend bis zum Ende der Nachsorge durchgeführt. Aber auch im rein palliativen Bereich lässt sich eine entsprechende Therapie durchführen, dann ebenfalls wieder mit erhöhten Selendosierungen.

Mit dem integrativen Konzept in der Onkologie steht somit eine sinnvoll miteinander verschränkte und kontrolliert durchgeführte Kopplung konventioneller und komplementärmedizinischer Maßnahmen zur Verfügung, die eine ganze Reihe von Vorteilen bietet:

- aktive Tumornachsorge statt passiver Überwachung,
- eine höhere Lebensqualität für den Krebspatienten,
- Unterstützung der körpereigenen Tumorabwehr,
- eine deutliche Reduktion von Nebenwirkungen,
- bessere Therapietreue und damit auch höhere Therapieeffizienz,

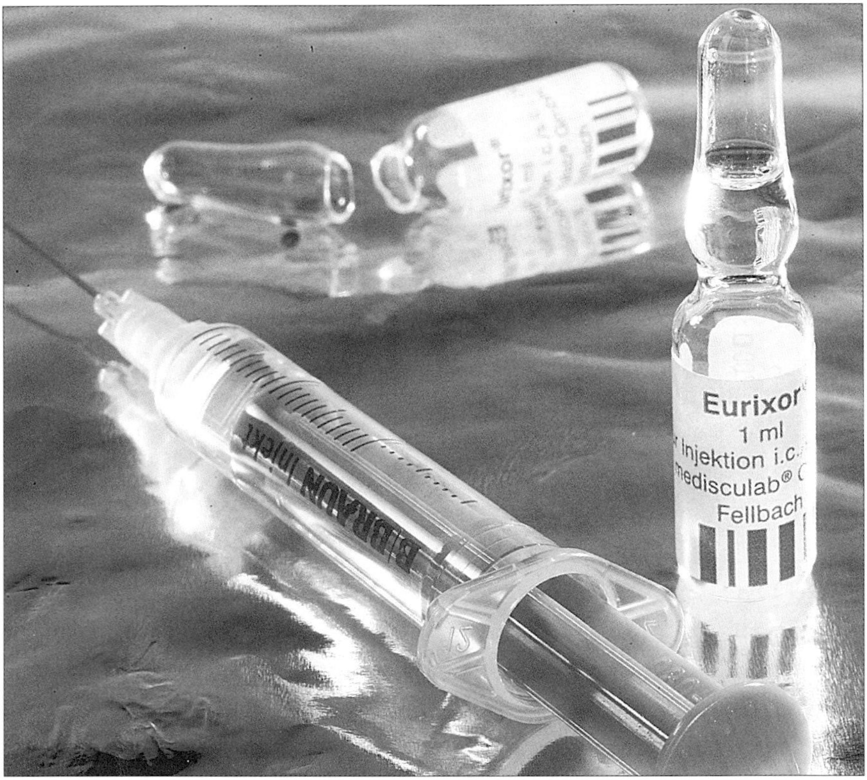

Eine Therapie zur Stärkung des Immunsystems sollte unbedingt vom Arzt überwacht werden. Der unkontrollierte Einsatz verschiedenster Therapiemaßnahmen ist nicht nur sinnlos, sondern kann dem Patienten auch massiv schaden.

- damit verbunden nicht zuletzt auch eine Kostenersparnis im Gesundheitswesen durch Vermeidung von Therapieabbrüchen und krankenhausbedingte Infektionen, frühere Wiedereingliederung in das gewohnte soziale Umfeld etc.

So lässt sich nicht zuletzt auch die – heute oft gegebene – Situation vermeiden, dass der Patient womöglich noch ohne Wissen seines Arztes weitere Therapiemaßnahmen durchführen lässt, die mit der vorgegebenen Therapie nicht abgestimmt sind und unter Umständen deren Erfolg gefährden können. Man spricht in diesem Zusammenhang oft von Polypragmasie, d. h. der völlig unkontrollierten Anwendung möglichst vieler Therapiearten. Sie sollte im Interesse des Patienten tunlichst vermieden werden. Erstens ist es irgendwann nicht mehr zu überblicken, welches Mittel mit welchem in Wechselwirkung tritt, ob die verschiedenen Arzneimittel sich neutralisieren oder sogar dem Patienten massiv schaden, und zweitens wird damit der Kranke zu einem Reagenzglas degradiert, in dem, salopp gesagt, einfach alles hineingeschüttet wird, was „gut und teuer" ist. Eine Therapie sollte gezielt und wohlüberlegt eingesetzt werden.

Ausgeschlossen wurden allerdings alle nicht soliden Tumoren, also etwa Leukämien und Lymphome, da hier der Stellenwert einer Immuntherapie noch kontrovers diskutiert wird (s. Kapitel 5). Hier wird die Zukunft erst noch zeigen müssen, wohin der Weg führt. Sicher werden klinische Prüfungen auch noch dazu beitragen, den Stellenwert eines solchen Therapiekonzepts zu überprüfen und sie werden auch noch Änderungen in einzelnen Details nach sich ziehen. Dennoch liegt damit aber ein diskussionsfähiger Ansatz vor, um neben der absolut unverzichtbaren, direkt gegen den Tumor gerichteten Therapie auch den Menschen insgesamt wieder aufzubauen, seiner körpereigenen Abwehr wieder auf die Sprünge zu helfen.

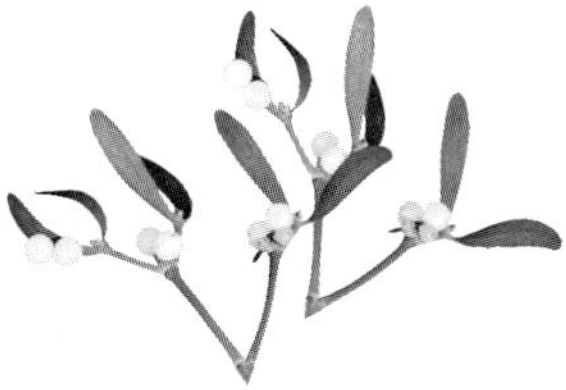

Kapitel 7

Peptide und Proteine als Immunmodulatoren in der Onkologie

Die Biotechnologie liefert ein Arsenal völlig neuer Ansätze zur Behandlung von Krebs. Anders als die auf chemisch-synthetischen Substanzen basierenden Krebstherapien erlauben neue, biotechnisch erzeugte Medikamente auf Peptidbasis eine zielgerichtete Behandlung mit erheblich geringeren Nebenwirkungen.

Die Anwendung dieser biologischen unterstützenden Medikamente (Adjuvantien) führt zu einer höheren Lebensqualität beim Krebspatienten während und nach einer onkologischen Standardtherapie. Im Folgenden werden eine Reihe dieser Immunmodulatoren (Mistellektin I, Schlüsselloch-Napfschnecken-Hämocyanin, Thymuspeptide) diskutiert. Diese Substanzen sind in der Lage, die natürlichen Abwehrkräfte des Körpers gegen Krebs zu erhöhen.

Eine Krebszelle sieht sich einer äußerst feindseligen Umwelt ausgesetzt. Das mag paradox klingen, ist aber nichtsdestotrotz wahr. Ihr wohl entscheidendstes Charakteristikum ist ihr niedriger Differenzierungsgrad. Alle Zellen in einem Organismus sind einem mehr oder weniger ausgeprägten Differenzierungsprozess unterworfen, der je nach Gewebe und Organ zu unterschiedlichen Funktionen führt. Dieser Entwicklungsprozess unterliegt einer strengen Regulation; Zellen, die sich falsch entwickeln oder auch nicht mehr benötigt werden, werden beispielsweise durch Apoptose (Ellis et al. 1991) ausgemerzt, den so genannten programmierten Zelltod.

Ein weiterer kritischer Punkt ist dann erreicht, wenn der Primärtumor eine gewisse Größe überschreitet und zunehmend einzelne Zellen abzuwandern beginnen. Sie müssen den Anschluss an Lymph- oder Blutbahnen finden, dabei der Immunüberwachung entgehen und aktiv in andere Körpergewebe eindringen, um dann nach Einnistung und Zellteilung zu einer Tochtergeschwulst heranzuwachsen. Man kann davon ausgehen, dass nur ein geringer Prozentsatz der bösartigen Zellen diesen gefahrvollen Weg erfolgreich zu Ende geht.

Aber kehren wir zurück zu der gewohnten Perspektive und dem aus unserer Sicht sicherlich verständlichen Wunsch, bösartig entartete Zellen möglichst vollständig auszurotten. Beim derzeitigen Stand der Diagnostik hat ein Tumor etwa eine Masse von einem Gramm, wenn er entdeckt wird, ist also bereits mehrere Jahre alt und hat sich in dieser ganzen Zeit erfolgreich dem Zugriff des körpereigenen Immunsystems entzogen. Im

Zuge der onkologischen Standardtherapie wird der Arzt bemüht sein, zunächst die Tumormasse möglichst weitgehend zu reduzieren, in der ganz überwiegenden Zahl der Fälle durch einen chirurgischen Eingriff. Dabei wird eine so genannte R0-Resektion angestrebt, also eine vollständige Entfernung des Tumors durch (möglichst schonende) Schnitte im gesunden Gewebe, bei der kein Überrest des Tumors im Körper mehr verbleibt – die Idealsituation.

Damit ist ein kritischer Wendepunkt erreicht. Zum einen kann natürlich nicht ausgeschlossen werden, dass der Primärtumor schon vor der Resektion gestreut hat, zum anderen können auch durch den chirurgischen Eingriff selbst maligne Zellen aus dem Verband gelöst werden und im Körper verbleiben. Beim kolorektalen Karzinom beispielsweise ist das Können des Arztes, der den Eingriff durchführt, von entscheidender Bedeutung, da gerade bei der Tumorentfernung die Gefahr einer Metastasierung besonders groß ist. Wie aber will man einzelne, im Körper verbliebene Krebszellen aufspüren und vernichten? Neben der Nutzung von Standardverfahren wie Chemo- oder Strahlentherapie bietet es sich an, die körpereigene Abwehr, also das Immunsystem, dafür zu mobilisieren.

Zur Definition der Biomodulation

Im Falle von Krebs, aber auch bei einer ganzen Reihe von anderen Erkrankungen wie beispielsweise AIDS kommt es allerdings zunächst zu einer ausgeprägten Abschwächung der Immunreaktion. Oft sinkt die Zahl der im peripheren Blutkreislauf nachweisbaren Lymphozyten ganz erheblich, ein Umstand, der durch die klassische Tumortherapie (Narkose, Operation, Chemotherapie) oft noch verschärft wird.

Vor diesem Hintergrund ist es sinnvoll, eine Bio- oder Immunmodulation durchzuführen. Dementsprechend ergibt sich die Definition eines Biomodulators („biological response modifier"):

„Die Substanz muss die Antwort eines Wirts innerhalb eines Tumorgeschehens mit therapeutischem Erfolg erhöhen; es kann dadurch erfolgen, dass die Zahl oder die Aktivität spezifischer Effektorzellen (z. B.

T-Zellen, natürliche Killerzellen) ansteigen oder die Produktion zellulärer Kommunikationsmoleküle (z. B. Interleukin-2, Interferone) zunimmt."

Neben diesem generellen Kriterium sind eine ganze Reihe weiterer Mechanismen möglich. So könnte ein Biomodulator entdifferenzierte, maligne Tumorzellen wieder zur Differenzierung anregen, sie für andere Substanzen wie etwa Zytostatika anfälliger machen oder auch die Blutversorgung unterbinden und so eine Rückbildung des Tumors bewirken. Damit umfasst eine Biomodulation mit BRM-Substanzen (Tabelle S. 112) sehr viel mehr als eine Immuntherapie, wie sie meist verstanden wird. Im Folgenden sollen allerdings vorwiegend Peptide und Proteine verschiedenster Herkunft besprochen werden, die im Sinne des obigen Zitats in die Regulation des Immunsystems eingreifen.

Immunmodulatoren pflanzlicher Herkunft: Mistellektin I

Die Mistel (*Viscum album L.*) ist eine immergrüne Pflanze, die als Halbschmarotzer auf einer Reihe verschiedener Baumarten lebt. Ihrer kultisch-religiösen Bedeutung entsprechend wird sie schon seit vielen Jahrtausenden als Arzneipflanze eingesetzt und sicherlich wird ihr Name bei den meisten Menschen zwei Assoziationen wachrufen: die Mistel als Zauberpflanze der Kelten (man denke nur an die Abenteuer um ein „uns wohlbekanntes, kleines gallisches Dorf") und als „Alternativtherapie" in der Krebsmedizin.

Die Anführungsstriche haben dabei durchaus ihren Sinn, denn die Anwendung von Mistelextrakten in der Onkologie soll und kann keine Alternative zu einer Standardtherapie sein. Es handelt sich dabei vielmehr um eine so genannte adjuvante, also unterstützende Therapie. Zunächst muss die Tumormasse beispielsweise durch einen chirurgischen Eingriff drastisch reduziert werden. Die wichtigsten weiteren Ziele sind dann vorgegeben (Hager 1996):

- Aufhebung der therapie- und krankheitsbedingten Immunsuppression, Rezidiv- und Metastasenprophylaxe sowie

Einteilung der BRM-Substanzen		
Substanzen, die im Organismus selbst als Regulatormoleküle wirksam werden *(i. a. lösliche Moleküle der Zell-Zell-Kommunikation = Zytokine)*		
Substanzen unterschiedlicher Struktur aus anderen Organismen		
Chemisch definierte Substanzen	*Spurenelemente*	*Selen, Zink, Lithium*
	Sekundäre Naturstoffe	*Flavonoide, Kumarine, Bryostatine*
	Peptide und Proteine	*Mistellektine, Thymus- und andere Organpeptide, Hämocyanin*
Chemisch schlecht definierte Substanzgemische	*Mikroorganismen bzw. Mikroorganismenextrakte*	*Bacillus-Calmette-Guérin (BCG), Nocardia-Zellwand-Extrakte, Propionibakterien*
Substanzen definierter Struktur mit chemisch-synthetischer Herkunft *(z. B. diverse Zytostatika wie Doxorubicin, Bleomycin oder Cyclophosphamid)*		

- Reduktion von Beschwerden und Angstzuständen (Steigerung der Lebensqualität).

Dies sind sehr ehrgeizige und weitgesteckte Vorgaben, die sich nicht so ohne weiteres umsetzen lassen. Dennoch kann man gerade anhand der Mistelextrakte belegen, dass durch unterstützende Maßnahmen ein deutlicher Nutzen für den Patienten erreichbar ist. Eine wesentliche Voraussetzung dafür war allerdings der Nachweis, dass das aktive Wirkprinzip ein Protein ist, das Mistellektin I (Mayer et al. 1996). Prinzipiell sind wässrige Mistelextrakte natürlich Vielstoffgemische, die eine ganze Reihe niedermolekularer Verbindungen (wie Terpene, Phenylpropane oder organische Säuren) und einige hochmolekulare Komponenten enthalten. Neben den so genannten Viscotoxinen zählen dazu vor allem die Mistellektine, die sich in ihrer Spezifität für verschiedene Zucker unterscheiden. Lektine sind im Organismenreich überall verbreitete Glykoproteine, die Bindungsstellen für bestimmte Zucker besitzen. Das galaktosidspezifische Mistellektin I (ML-I) besteht aus zwei verschiedenen Untereinheiten, einer schweren B-Kette (MLB; 34 kDa) und einer leichteren A-Kette (MLA; 29 kDa). MLA weist 254 Aminosäurereste auf, besitzt keine internen Disulfidbrücken und liegt offensichtlich in einer glykosylierten und einer nicht glykosylierten Form vor. MLB ist aus 264 Aminosäuren aufgebaut, hat drei intramolekulare Disulfidbrücken, ist über eine weitere intermolekulare Disulfidbrücke mit MLA verknüpft und weist drei Glykosylierungsstellen auf.

Über die Wirkmechanismen dieses Proteins ist viel spekuliert worden, und sicherlich ist auch noch viel Grundlagenforschung notwendig. Dennoch beginnt sich ein zusammenhängendes Bild abzuzeichnen. In besonders hohen Dosen wirkt Mistellektin I direkt zytotoxisch (zellschädigend); MLB bindet sich an die Membran der Zielzelle und ermöglicht der leichteren A-Kette das Eindringen. Im Zytosol, dem Grundplasma der Zelle, kommt es dann zu einer Hemmung der Proteinsynthese an den Ribosomen und letzten Endes zu einer dadurch ausgelösten Zelltod.

Bei wesentlich geringeren Dosierungen gelangt man in den Bereich der Immunmodulation, einer Aktivierung des Immunsystems. Gegen Ende der achtziger Jahre wurde eine Reihe von Arbeiten publiziert, die deutlich machten, dass Mistellektin I in Dosierungen von 0,5 bis 1 ng/kg Körpergewicht des Patienten das Immunsystem aktiviert. Dies lässt sich anhand der erhöhten Zahl bestimmter Lymphozyten-Subpopulationen (z. B. Helfer-T-Zellen, vor allem aber die in der Tumorabwehr wichtigen natürlichen Killerzellen) belegen, darüber hinaus aber auch durch verschiedene Aktivitätsmarker (z. B. CD25, HLA-DR).

Neben der Immunmodulation ist die Steigerung der Lebensqualität eine weitere wichtige Wirkung der Misteltherapie. Früher meist als Stimmungsaufhellung beschrieben, handelt es sich dabei um eine altbekannte Erfahrungstatsache, die selbst von Skeptikern nie angezweifelt wurde. Mit einem 1990 eingeführten, auf ML-I standardisierten Präparat (Eurixor®) war es möglich, in einer klinischen Studie an 47 Patientinnen mit Mammakarzinom eine statistisch signifikante Korrelation zwischen der

Gabe von Mistellektin I und der Freisetzung von Endorphin zu belegen. In einer weiteren, gleichfalls prospektiv randomisierten Studie an 79 Patienten mit fortgeschrittenem kolorektalem Karzinom konnte diese Stabilisierung der gesundheitsbezogenen Lebensqualität (GLQ) erneut belegt werden (Heiny u. Albrecht 1997).

Diese beiden Effekte, die Aktivierung des Immunsystems und die Freisetzung des neurooendokrinen Regulationsstoffs Endorphin, belegen die Wirksamkeit des Mistellektins I als Immunmodulator. Eine wichtige Rolle bei diesen Wirkungen spielen vermutlich die kovalent an das Protein gebundenen Zuckerketten, deren Struktur inzwischen ebenfalls bekannt ist. Geht man davon aus, dass die Bindung des Lektins an spezifische Kohlenhydrate der Oberfläche einer Zielzelle den ersten Schritt in der molekularbiologischen Wirkkette darstellt, so dürfte die Lektin-Kohlenhydrat-Wechselwirkung zu einem Zytokinausstoß und damit im Rahmen der komplexen Regulation im Immunsystem zu einer Immunstimulation führen. (Zytokine sind Botenstoffe, die Informationen zwischen Zellen vermitteln, wie z.B. Interferone oder Interleukine.) Dies gilt es zu beachten, wenn man vom wässrigen Pflanzenextrakt auf gentechnische Herstellungsverfahren übergehen will.

Mollusken-Hämocyanin: Rezidivprophylaxe beim Harnblasenkarzinom

Zu Beginn der siebziger Jahre testeten amerikanische Urologen um C. A. Olsson am Boston Veterans Administration Hospital den Immunstatus von Patienten mit Harnblasenkarzinomen mit einem stark antigen wirkenden Hämocyanin, um dann überrascht festzustellen, dass sich bei den Prüfpersonen in der Folgezeit weniger Rückfälle bildeten als bei nicht getesteten Tumorpatienten (Olson et al. 1974).

Harnblasen-Karzinome machen etwa zwei Prozent der malignen Erkrankungen aus, sind aber für 3,5 % aller Krebstodesfälle verantwortlich. Dabei zeigt sich ein Altersgipfel in der 7. Lebensdekade und ein dreifach häufigeres Auftreten bei Männern. Die Standardtherapie ist die Resektion des Tumors durch den Harnleiter. Bei bis zu 70 % der Patienten kommt es aber zu Rückfällen, was den besonderen Stellenwert der Rezidivprophylaxe bei dieser Erkrankung erklärt. Daher wird oft eine intravesikale Immuntherapie mit BCG (Bacille-Calmette-Guérin) durchgeführt, das als Suspension in die Harnblase instilliert wird. BCG kann jedoch zum Teil erhebliche Nebenwirkungen verursachen, beispielsweise eine für den Patienten höchst unangenehme Blasenentzündung (Zystitis); bis heute sind sogar sieben Todesfälle dokumentiert.

Bei dem erwähnten Hämocyanin handelt es sich um ein hochmolekulares Protein aus einer kalifornischen Meeresschnecke, genauer: einer Schlüsselloch-Napfschnecke (*Megathura crenulata*); daher spricht man nach der englischen Bezeichnung „keyhole limpet hemocyanin“ oft nur von KLH. Dieses kupferhaltige Eiweiß wird schon seit geraumer Zeit in der Immunologie als ein sehr stark wirkendes Antigen eingesetzt. (Ein Antigen ist eine Substanz, die vom Organismus als fremd erkannt wird und eine Immunantwort auslöst.) Injiziert man es einem Wirbeltier subkutan mehrfach in kurzen Abständen, kommt es zu einer außerordentlich starken Immunantwort. Dabei findet man neben spezifischen Antikörpern auch eine bislang kaum verstandene unspezifische Aktivierung der Immunantwort; offenbar wird das Immunsystem durch das ungewöhnliche Fremdeiweiß aufs äußerste sensibilisiert und auch gegen bisher tolerierte, unauffälligere Fremdantigene aktiviert. Aus diesem Grund wird das KLH als Hapten-Carrier eingesetzt, als ein Träger für kleine Moleküle, gegen die man Antikörper erzeugen will.

Dass ausgerechnet dieses bereits gut bekannte Protein eine Wirksamkeit beim Harnblasenkarzinom aufweist, war zunächst unerklärlich. Dann allerdings konnte der Nachweis erbracht werden, dass KLH auf seiner Oberfläche Kohlenhydrat-Seitenketten trägt, die mit Kohlenhydraten auf den maligne entarteten Zellen identisch sind. Aus diesem Grund aktiviert KLH das Immunsystem ausgerechnet gegen diesen Tumortyp. Dabei kommt es zur Ausbildung von IgM- und IgG-Antikörpern gegen das KLH, die allerdings keine Inaktivierung bewirken, und anschließend zu einer Vermehrung von T-Lymphozyten, die durch die Antikörperbildung sogar noch gefördert zu werden scheint. In klinischen Studien konnte nun gezeigt werden, dass KLH dem BCG in der Wirkung (also der Verringerung der Rezidivhäufigkeit) durchaus ebenbürtig ist, aber erheblich weniger Nebenwirkungen verursacht. Darüber hinaus handelt es sich um ein klar definiertes, nicht infektiöses Protein. 1997 wurde ein entsprechendes Präparat (Immunocyanin) in den Niederlanden zugelassen, weitere Zulassungen sind beantragt.

Untersuchungen in den Arbeitsgruppen von S. J. Danishefsky, Labor für Bioorganische Chemie, und P. O. Livingston, Labor für Tumorantigen-Immunochemie, beide am Sloan Kettering Institut in New York, weisen einen Weg, wie die Wirksamkeit des KLH noch verstärkt bzw. variiert werden könnte. Nach der chemischen Synthese der Tumor-assoziierten Antigene und Kopplung dieser Antigene einer Brustkrebstumorlinie über einen Spacer an das KLH erhielten sie einen synthetischen Antitumor-Impfstoff, der zusammen mit einem immunverstärkenden Mittel Mäusen verabreicht wurde. Dabei wurden deutlich höhere IgM- und IgG-Titer erzielt, wobei vor allem die entsprechenden IgM-Antikörper eine starke Reaktivität gegen die Krebszellen aufwiesen. Dabei war das KLH deutlich immunogener als entsprechende Mittel, in denen Rinderserumalbumin (BSA) als Trägerprotein eingesetzt wurde. Somit stehen zwar komplex aufgebaute, aber biochemisch eindeutig definierte Kohlenhydrat-Antigene zur Verfügung, die in klinischen Studien weiter getestet werden sollen.

Thymuspeptide: ein unterschätztes Therapiekonzept

Schon vor etwa 2500 Jahren erkannten griechische Ärzte intuitiv einen Zusammenhang zwischen der Thymusdrüse und der Psyche. Sie nahmen an, dass dieses Organ für die seelische Ausbildung des heranreifenden Menschen von Bedeutung sei. Von daher leitet sich noch manche Bezeichnung ab; so werden antriebsfördernde, antidepressiv wirkende Arzneimittel als „Thymeretika“ zusammengefasst.

Der Thymus ist eine zweilappige Drüse, die hinter dem Brustbein liegt. Histologisch fällt eine weitere Unterteilung in eine dunklere Rinde

(Cortex) und ein helleres Mark (Medulla) auf. Dieser Unterschied ist auf die Anwesenheit von T-Lymphozyten zurückzuführen, die besonders dicht gepackt zwischen den Epithelzellen der Rinde eingelagert sind. Im Gegensatz zu den Epithelzellen sind die lymphatischen Zellen in reger Teilung begriffen.

Manche Epithelzellen innerhalb des Cortex können mit ihrem Zytoplasma zwischen 20 und sogar 200 Lymphozyten umschließen; sie werden treffend als Ammenzellen bezeichnet. Manche dieser Epithelzellen produzieren eine Reihe von Hormonen, die in die Regulation der Lymphozytenentwicklung eingreifen und darüber hinaus über die Blutbahn in andere Organe gelangen können.

Anders als etwa die Lymphknoten oder die Milz, die erst nach der Geburt vollständig ausgebildet werden, ist die Entwicklung des Thymus schon zwischen der 15. und 17. Entwicklungswoche weitgehend abgeschlossen; man spricht daher auch von einem primären lymphatischen Organ. Im Verlauf des weiteren Lebens bleibt das Gewicht des Thymus einigermaßen konstant, nimmt also im Verhältnis zur wachsenden Körpermasse deutlich ab. Vor allem aber zeigt sich eine Reduktion der Rinde und eine Zunahme an Fettgewebe mit steigendem Alter (sog. Thymus-Involution). Dennoch lässt sich zumindest im Tiermodell nahezu während des gesamten Lebens im verbleibenden Rest eine DNS-Synthese nachweisen. Der Thymus setzt also wohl zumindest einige seiner Aktivitäten bis in das Erwachsenenalter fort, obwohl sie mit fortschreitendem Schwund (Atrophie) gedrosselt werden.

Aus Beobachtungen an Patienten, denen der Thymus operativ entfernt worden war, oder solchen mit einer primären Thymus-Aplasie (einem angeborenen Fehler des Thymus) war klar, dass der Thymus das entscheidende Organ bei der Bildung der zellulären Immunität darstellt. Man spricht daher oft von der „Meisterdrüse des Immunsystems". Etwas prosaischer ausgedrückt erfüllt der Thymus eine ganze Reihe von wichtigen Aufgaben:

Er beeinflusst auf noch nicht völlig geklärte Weise die Bildung der Blutkörperchen (Hämatopoese) im Knochenmark.

Im Verlauf der Entwicklung kommt ihm eine entscheidende Rolle bei der Ausbildung der Immuntoleranz gegenüber körpereigenem Gewebe zu, also der Unterscheidung zwischen „eigen“ und „fremd“.

Im Thymus findet die Prägung und Selektion der T-Lymphozyten statt (Zinkernagel 1997). Durch Kontakt mit MHC-II-tragenden Zellen kommt es zur Entstehung von Helfer-T-Lymphozyten, durch Zell-Zell-Wechselwirkung mit MHC-I-positiven Zellen zur Ausbildung von zytotoxischen T-Zellen. Die überwiegende Zahl der neugebildeten Lymphozyten (mehr als 95 %) überlebt diese Prozesse nicht und nur ein geringer Anteil (unter 5 %) verlässt über das Mark den Thymus, um in andere Organe zu wandern.

Eine ganz wesentliche Funktion des Thymus besteht in der Sekretion einer Anzahl von Polypeptiden, den Thymushormonen, verschiedenen Interleukinen und beispielsweise des GM-CSF (Granulozyten/Makrophagen-Kolonie-stimulierender Faktor). Der Begriff „Thymushormone“ wird dabei heute oft durch den weitaus präziseren Ausdruck „Thymuspeptide“ ersetzt, da nicht alle dieser Regulationsstoffe der Hormondefinition entsprechen.

Streng genommen muss man nun zwischen primären (angeborenen) und sekundären, also im Verlauf einer Krankheit erworbenen Immundefiziten unterscheiden. Der therapeutische Nutzen von Thymuspeptiden wird, vor allem wegen nicht ausreichender klinischer Studien, heute oft noch bestritten, obwohl umfangreiche empirische Erfahrungen vorliegen. Die Arbeitsgruppe von Allan L. Goldstein (George Washington University, Washington, DC) hat sich besonders intensiv mit dem Einfluss von Thymushormonen bei sekundären Immunmangelzuständen befasst, wie sie bei AIDS, aber auch im Gefolge von Krebs auftreten. Aus diesen Untersuchungen sind bereits erste Erfahrungen für den Einsatz in der Onkologie ableitbar. So können Thymuspeptide beispielsweise nur dann effektiv die Bildung neuer Lymphozyten in Gang bringen, wenn die Tumormasse zuvor durch eine chirurgische Standardresektion auf ein Minimum reduziert wurde, dann allerdings zeitigt ihr Einsatz gute Erfolge. Außerdem beeinflusst das Alter der Patienten die Antwort des Immunsystems auf die Gabe von Thymuspeptiden.

Inzwischen liegt eine stattliche Anzahl von Befunden vor, die entweder mit einzelnen Thymuspeptiden oder mit verschiedenen Thymusextrakten erzielt wurden und die deutlich machen, dass hier ein noch weitgehend ungenutztes therapeutisches Potential schlummert (Maurer et al. 1997, Stoll 1999). Einige Beispiele sollen die zugrunde liegenden Wirkprinzipien verdeutlichen.

Paul B. Chretien (Rockville, MD) und seine Mitarbeiter wiesen bei Patienten mit Lungenkrebs eine unter der Gabe von Thymosin-Fraktion V verlängerte Überlebenszeit nach der Tumorprogression nach. In anderen Fällen konnten durch Thymuspeptide die unerwünschten Nebenwirkungen anderer Therapeutika reduziert werden. Terry W. Moody (George Washington University, Washington, DC) zeigte, dass Thymosin α_1 das Wachstum bei nicht kleinzelligem Lungenkrebs hemmt; dieser Befund bildet zugleich den ersten Beleg für eine direkte Wirkung von Thymuspeptiden auf maligne Zellen. Die Wirkkette ist noch nicht im Detail geklärt, dürfte aber über eine Rezeptorbindung erfolgen. Amid-Derivate der Peptide sind gegenüber einem Abbau durch Carboxypeptidasen resistenter, könnten sich daher in Zukunft als therapeutisch sehr wertvoll erweisen. In der Arbeitsgruppe von H. Rainer Maurer an der Freien Universität Berlin untersucht man die immunaktivierenden Wirkungen von Prothymosin α_1. Allein oder in Kombination mit Zytokinen (Interleukin 2 oder Interferon γ) steigert es die Aktivität von Lymphozyten im peripheren Blut und von Monozyten gegen Zellen eines malignen Melanoms oder eines kolorektalen Karzinoms. Das gilt vor allem für eine frühe Stufe der Tumorentwicklung.

In klinischen Prüfungen schneiden interessanterweise Thymusextrakte oft besser ab als einzelne Peptide. Das dürfte darauf zurückzuführen sein, dass damit nicht nur jeweils eine einzelne Wirkkette in der Hämatopoese, der Neubildung von Blutzellen, aktiviert wird, sondern das gesamte Netzwerk. John W. Hadden von der University of South Florida in Tampa setzt beispielsweise eine natürliche Zytokin-Mischung (NCM) ein, um eine Tumorfragmentierung und -reduktion zu erreichen, außerdem zeigte er eine Lymphozyten-Infiltration ins Tumorgewebe. Besonders aufschlussreich sind auch die Arbeiten von Mahnaz Badamchian, die im Labor von Allan Goldstein an der George Washington University nicht nur die Zusammensetzung eines standardisierten Thymusextrakts untersucht, sondern auch dosisabhängige Hemmwirkungen auf eine ganze Reihe von Tumorzellen belegen konnte. Thymuspeptide erfüllen also eine ganze Reihe von Aufgaben: Sie stabilisieren und restaurieren das angegriffene Immunsystem, aktivieren das neuroendokrine Netzwerk, steigern die Zahl und Aktivität vor allem der T-Lymphozyten, kompensieren die unerwünschten Nebenwirkungen anderer Therapeutika und erhöhen die Lebensqualität der Patienten.

Sicherlich ist noch viel Grundlagenforschung zu Struktur und Wirkung der Thymuspeptide notwendig, wie sie derzeit in der Arbeitsgruppe von Wolfgang Voelter am Institut für Biochemie der Universität Tübingen durchgeführt wurden (Voelter et al. 1997). Außerdem muss gerade auch bei Medikamenten tierischer Herkunft der Aspekt der Arzneimittelsicherheit beachtet werden. Dazu hat das Bundesinstitut für Arzneimittel und Medizinprodukte (BfArM) eine Reihe von Vorgaben formuliert, die entsprechende Präparate erfüllen müssen, um die Freiheit von „unkonventionellen Erregern“ sicherzustellen. Neben Dokumentationen zur Herkunft und Gesundheit der Tiere gehört dazu auch der Nachweis, dass selbst bei Zugabe kontaminierten Materials keine Erreger den Prozess des Aufarbeitungsgangs überstehen (sogenannte Spiking-Experimente mit vorgeschriebenen Abreicherungsfaktoren). Besonders wichtig ist zudem die Tatsache, dass beispielsweise beim Thymoject® die Ausschlussgrenze des Molekulargewichts unter 10 000 Da liegt, während die infektiöse Form des Prionenproteins ein Molekulargewicht von 27 000 bis 30 000 Da aufweist (Edenhofer et al. 1997).

Immunmodulation als therapeutisches Potenzial

Die Besprechung der drei von ihrer Herkunft her und in Bezug auf ihre Struktur so unterschiedlichen Proteine zeigt eine Reihe von Gemeinsamkeiten auf, aus denen sich Rückschlüsse auf das therapeutische

Potenzial ergeben. Zum einen handelt es sich nicht um „alternative Wundermittel“, sondern um klar definierte Substanzen, die eine onkologische Standardtherapie sinnvoll ergänzen können. Im Zusammenhang mit erkrankungsbedingten Immunsuppressionen bewirken sie eine Aktivierung des Immunsystems, sie kompensieren die negativen Nebenwirkungen der Chemo- und Strahlentherapie und sie sind in der Lage, die Zahl an Infektionsepisoden zu verringern. Daraus folgt weiterhin – und das ist ein in der heutigen angespannten finanziellen Situation im Gesundheitswesen wichtiger Aspekt –, dass zunächst Mehrkosten entstehen, die allerdings durch Einsparung von Folgekosten mehr als kompensiert werden (Hager 1995): Klinikaufenthalte können verkürzt, Begleitmedikationen etwa bei Infektionen oder therapiebedingtem Erbrechen eingespart werden. Diese Kompensation ungünstiger Nebenwirkung erhöht zudem die Compliance des Patienten; Therapien werden seltener abgebrochen. In günstigen Fällen ist sogar eine frühere Rückkehr in den Arbeitsprozess möglich, ein sicher bedeutender Vorteil. Im Zuge weiterer Grundlagenforschung wird es sicher in vielen Fällen möglich sein, in Zukunft den Weg von einem biotechnisch hergestellten und standardisierten Extrakt hin zu chemisch exakt definierten Monosubstanzen zu gehen. Schon jetzt aber können solche Immunmodulatoren einen wichtigen Beitrag zur onkologischen Therapie leisten.

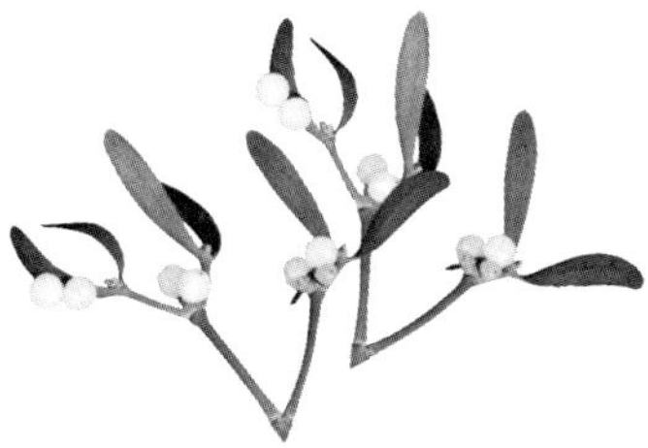

Literatur

Kapitel 1: Die Mistel: Vom Zauberkraut zur Arzneipflanze

Becker, H., Schmoll gen. Eisenwerth, H.: Mistel. Arzneipflanze – Brauchtum – Kunstmotiv im Jugendstil. Wissenschaftliche Verlagsgesellschaft, Stuttgart, 1986

Luther, P., Becker, H.: Die Mistel. Botanik, Lektine, medizinische Anwendung. Springer, Berlin – Heidelberg – New York, 1987

Mayer, H., et al.: Mistelextrakte zur Immunmodulation bei Tumorpatienten. Pharm. Ztg. 141, 2483–2493 (1996)

Scheer, R., Becker, H., Berg, P. A.: Grundlagen der Misteltherapie. Aktueller Stand der Forschung und klinische Anwendung. Hippokrates, Stuttgart, 1996

Stoll, G.: Misteltherapie im Grenzland – Alternativ-, Komplementär- oder Schulmedizin? Erfahrungsheilkunde 47, 51–55 (1998)

Teuscher, E.: Biogene Arzneimittel. 5. Aufl. Wissenschaftliche Verlagsgesellschaft, Stuttgart, 1997

Wagner, H., Wiesenauer, M.: Phytotherapie. Gustav Fischer, Stuttgart – Jena – New York, 1995

Kapitel 2: Immunsystem kontra Krebs – ein ungleicher Kampf?

Bundschuh, G., Schneeweiss, B., Bräuer, H.: Lexikon der Immunologie. 2. Aufl. Medical Service, München 1992

Köhnlechner, M., Schleicher, P.; Krebs ist kein Schicksal. Früherkennung und die Möglichkeiten der Behandlung. Ludwig Buchverlag, München 1997

Müller, K., Müller, S.: Laborwerte verständlich gemacht. Trias, Stuttgart 1998

Reihe Verständliche Forschung: Krebs, Diagnostik und Therapie. Spektrum Akademischer Verlag, Heidelberg 1992
Spektrum der Wissenschaft Spezial: Krebsmedizin. Spektrum der Wissenschaft, Heidelberg 1996
van der Tweel, J. G. (Hrsg.): Immunologie. Das menschliche Abwehrsystem. Spektrum Akademischer Verlag, Heidelberg 1991
Varmus, H., Weinberg, R. A.: Gene und Krebs. Biologische Wurzeln der Tumorentstehung. Spektrum Akademischer Verlag, Heidelberg 1994

Kapitel 3: Auf der Suche nach dem Wirkstoff: die Rolle der Mistellektine

Eschenburg, S., Krauspenhaar, R., Mikhailov, A., Stoeva, S., Betzel, C., Voelter, W.: Primary structure and molecular modeling of mistletoe lectin I from Viscum album. Biochem. Biophys. Res. Commun. 247, 367–372 (1998)
Frohne, D., Pfänder, H. J.: Giftpflanzen. Ein Handbuch für Apotheker, Ärzte, Toxikologen und Biologen. 4. Aufl. Wissenschaftliche Verlagsgesellschaft, Stuttgart 1997
van Rensen, I., Blume, H., Ihrig, M., Morck, H., Dingermann, T., Veit, M.: Die Beurteilung von Phytopharmaka in der Apothekenpraxis. Pharm. Ztg. 143, 561–569 (1998)
Schilcher, H.: Aktueller Stand der Phytotherapie in Deutschland. Dtsch. Apoth.-Ztg. 138, 144–149 (1998)
Schumacher, K.: Bedeutung der Komplementärmedizin in der Onkologie. Med. Welt 48, 405–408 (1997)
Stoll, G.: Die Misteltherapie in der Onkologie. Versuch einer Bilanz. Z. Onkol./J. of Oncol. 31, 31–34 (1999)
Weis, J., et al.: Complementary medicine in cancer patients: Demand, patients' attitudes and psychological beliefs. Onkologie 21, 144–149 (1998)

Kapitel 4: Klinische Wirkungen von Mistelextrakten: Immunmodulation und Lebensqualität

Batel-Copel, L. M., et al.: Do oncologists have an increasing interest in the quality of life of their patients? Eur. J. Cancer 33, 29–32 (1997)

Beuth, J., Ko, H. L., Pulverer, G.: Angewandte Lektinologie. Neue therapeutische Konzepte in Onkologie und Infektiologie. Dtsch. Apoth. Ztg. 134, 2331–2342 (1994)

Bocci, V.: Mistletoe (Viscum album) lectins as cytokine inducers and immunoadjuvant in tumor therapy. A review. J. Biol. Regul. Homoeost. Agents 7, 1–6 (1993)

Büssing, A.: Induction of apoptosis by the mistletoe lectins: A review on the mechanisms of cytotoxicity mediated by Viscum album L. Apoptosis 1, 25–32 (1996)

Büssing, A.: Viscum album L. treatments in cancer. Anti-Cancer Drugs 8, Supplement 1, April 1997

Heiny, B.-M., Albrecht, V., Beuth, J.: Korrelation zellulärer immunologischer Parameter und β-Endorphin-Plasmaspiegel unter lektinnormierter Misteltherapie. Z. Onkol./ J. of Oncol. 29, 100–106 (1997)

Heiny, B.-M., Albrecht, V.: Komplementäre Therapie mit Mistellektin-1-normiertem Extrakt. Lebensqualitätsstabilisierung beim fortgeschrittenen kolorektalen Karzinom – Fakt oder Fiktion? Med. Welt 48, 419–423 (1997)

Hagenah, W., et al.: Subkutane Manifestationen eines zentrozytischen Non-Hodgkin-Lymphoms an Injektionsstellen eines Mistelpräparats. Dtsch. med. Wschr. 123, 1001–1004 (1998)

Krischke, N. R.: Lebensqualität und Krebs. Quintessenz MMV Medizin Verlag, München 1996

Lenartz, D., et al.: Immunoprotective activity of the galactoside-specific lectin from mistletoe after tumor destructive therapy in glioma patients. Anticancer Res. 16, 3799–3802 (1996)

Schedlowski, M., Tewes, U. (Hrsg.): Psychoneuroimmunologie. Spektrum Akademischer Verlag, Heidelberg 1996

Stoll, G.: Zytokine als Ziele und Mittel der Krebstherapie – eine kritische Bestandsaufnahme. Curr. Oncol. 8, 4–16 (1998)

Zänker, K. S.: Biomodulation in der Onkologie („biological response modifiers"). In: Schmoll, H.-J., Höffken, K., Possinger (Hrsg.): Kompendium Internistische Onkologie. Teil 1. S. 795–814. 2. Aufl. Springer, Berlin u. a. 1996

Kapitel 6: Die Misteltherapie in der Onkologie

Arbeitsgemeinschaft Bevölkerungsbezogener Krebsregister in Deutschland (Hrsg.): Krebs in Deutschland – Häufigkeiten und Trends. In Zusammenarbeit mit dem Robert-Koch-Institut. Saarbrücken 1997

Badamchian, M.: Anti-tumor activities of Thymoject, a thymic extract, on human prostate and breast cancer. Abstract, Keystone Symposia on Molecular and Cellular Biology: Breast and Prostate Cancer. Copper Mountain, CO, 21–26. Februar 1998

Beuth, J., et al.: Immunreaktion vom verzögerten Typ unter lektinoptimierter Misteltherapie bei Tumorpatienten. Dtsch. Zschr. Onkol. 27, 130– 133 (1995)

Beuth, J., Moss, R. W.: Immunotherapy with Mistletoe Lectin-1: A Scientific Approach in Complementary Oncology. Z. Onkol./ J. of Oncol. 30, 1–5 (1998)

Boyle, F.T., Costello, G.F.: Cancer therapy: a move to the molecular level. Chem. Soc. Rev. 27, 251–261 (1998)

Hadden, J. W.: Thymic endocrinology. Ann. N. Y. Acad. Sci. 840, 352 bis 358 (1998)

Heiny, B.-M., et al.: Korrelation zellulärer immunologischer Parameter und β-Endorphin-Plasmaspiegel unter lektinnormierter Misteltherapie. Z. Onkol./J. of Oncol. 29, 100–106 (1997)

Kindler, M.: FACTOR AF2 als Begleitmaßnahme zur Chemotherapie – myeloprotektive und antiemetische Wirkungen. Z. Onkol./J. of Oncol. 29, 7–10 (1997)

Kleijnen, J., Knipschild, P.: Mistletoe treatment for cancer. Review of controlled trials in humans. Phytomedicine 1, 255–260 (1994)

Maurer, H. R., et al. (eds.): Thymic Peptides in Preclinical and Clinical Medicine. München, Bern, Wien, New York 1997
Senn, H.-J., et al.: Checkliste Onkologie. Thieme Verlag, Stuttgart 1998.
Sill, R.: Stellenwert von Selen in der menschlichen Ernährung und seine Bedeutung in der Prävention und Therapie von Tumorerkrankungen. Erfahrungsheilkunde 10, 585–592 (1998)

Kapitel 7: Peptide und Proteine als Immunmodulatoren in der Onkologie

Beuth, J., et al.: Angewandte Lektinologie. Neue therapeutische Konzepte in Onkologie und Infektiologie. Dtsch. Apoth. Ztg. 134, 2331–2342 (1994)
Büssing, A.: Induction of apoptosis by the mistletoe lectins: A review on the mechanisms of cytotoxicity mediated by Viscum album L. Apoptosis 1, 25–32 (1996)
Edenhofer, F., et al.: Chemie und Molekularbiologie der übertragbaren spongiformen Encephalopathien. Angew. Chem. 109, 1748–1769 (1997)
Ellis, R. E., Yuan, J., Horvitz, H. R.: Mechanisms and functions of cell death. Ann. Rev. Cell Biol. 7, 663–698 (1991)
Gesundheitsökonomie in der Onkologie. Forsch. Komplementärmed. 2, 310–322 (1995)
Hager, E. D.: Komplementäre Onkologie. Adjuvante, additive, supportive Therapiekonzepte für Klinik und Praxis. Forum Medizin Verlagsgesellschaft, Gräfelfing 1996
Heiny, B.-M., Albrecht, V.: Komplementäre Therapie mit Mistellektin-1-normiertem Extrakt. Lebensqualitätsstabilisierung beim fortgeschrittenen kolorektalen Karzinom – Fakt oder Fiktion? Med. Welt 48, 419–423 (1997)
Lenartz, D., et al.: Immunoprotective activity of the galactoside-specific lectin from mistletoe after tumor destructive therapy in glioma patients. Anticancer Res. 16, 3799–3802 (1996)
Markl, J.: Blaues Blut – Struktur, Funktion und Evolution der Hämocyanine. Chem. i. u. Zeit 30, 6–18 (1996)

Maurer, H. R., et al.: Thymic Peptides in Preclinical and Clinicial Medicine – An Update. W. Zuckschwerdt Verlag, München 1997

Mayer, H., et al.: Mistelextrakte zur Immunmodulation bei Tumorpatienten. Pharm. Ztg. 141, 2483–2493 (1996)

Olson, C. A., et al.: Immunologic reduction of bladder cancer recurrence rate. J. Urol. 111, 173–176 (1974)

Ragupathi, G., et al.: Durch Immunisierung von Mäusen zu Antikörpern gegen Krebszellen: ein kombinierter chemisch-immunologischer Ansatz für die Entwicklung eines Antitumorimpfstoffes. Angew. Chem. 109, 66–69 (1997)

Stoll, G.: Thymuspeptide in der Onkologe. Z. Onkol./ J. of Oncol. 31, 1–7 (1999)

Voelter, W., et al.: First Three-Dimensional Model Building Study of the A Chain of Mistletoe Lectin I. GIT Laborat. J. 1, Nr. 1, 32–34 (1997)

Voelter, W.: (-Thymosins, a wide-spread family of oligopeptides with fundamental cell function. GIT Laborat. J. 1, Nr. 1, S. 48–51 (1997)

Zänker, K. S.: Biomodulation in der Onkologie („biological response modifiers“). In: Schmoll, H. J., Höffken, K., Possinger, K. (Hrsg.): Kompendium Internistische Onkologie. Teil 1. 2. Aufl., S. 795–813. Springer Verlag, Berlin 1996

Zinkernagel, R. M.: Zelluläre Immunerkennung und biologische Rolle der Haupttransplantationsantigene (Nobel-Vortrag). Angew. Chem. 109, 2026–2038 (1997)

Register